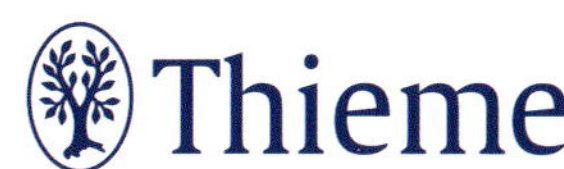
Thieme

Der Echo-Guide

Die kompakte Einführung in die Echokardiografie

Thomas Böhmeke, Ralf Doliva

2., aktualisierte Auflage

556 Abbildungen

Georg Thieme Verlag
Stuttgart • New York

Dr. med. Thomas **Böhmeke**
Praxis Drs. med. Böhmeke/Schmidt
Goethestr. 49
45964 Gladbeck
Deutschland

Dr. med. Ralf **Doliva**
Marienhospital Gelsenkirchen
Klinik für Kardiologie
Virchowstr. 122
45886 Gelsenkirchen
Deutschland

Bibliografische Information der Deutschen Nationalbibliothek
Die Deutsche Nationalbibliothek verzeichnet diese Publikation in der Deutschen Nationalbibliografie; detaillierte bibliografische Daten sind im Internet über http://dnb.d-nb.de abrufbar.

Ihre Meinung ist uns wichtig! Bitte schreiben Sie uns unter: www.thieme.de/service/feedback.html

Rüdigerstr. 14
70469 Stuttgart
Deutschland
www.thieme.de

Zeichnungen: Heike Hübner, Berlin
Umschlaggestaltung: Thieme Verlagsgruppe
Umschlaggrafik: Martina Berge, Stadtbergen
Satz: Druckhaus Götz GmbH, Ludwigsburg, gesetzt in 3B2, Version 9.1, Unicode
Druck: L.E.G.O. S.p.A., in Lavis (TN)

ISBN 978-3-13-139072-1 1 2 3 4 5 6

Auch erhältlich als E-Book:
eISBN (PDF) 978-3-13-155032-3
eISBN (epub) 978-3-13-201582-1

Erratum

Böhmeke/Doliva

Der Echo-Guide
2. Auflage

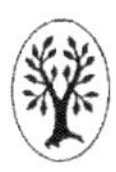

Georg Thieme Verlag Stuttgart – New York
ISBN 978-3-13-139072-1

Liebe Leserinnen und Leser,

bitte beachten Sie:

versehentlich wurden im Impressum des Buches nicht alle Grafiker genannt, die an der Erstellung der Zeichnungen beteiligt waren!

Alle Grafiken wurden bereits für die 1. Auflage von Frau Kirsten Haase und Herrn Benjamin Bode (Aachen) erstellt. Frau Heike Hübner (Berlin) hat die Grafiken für die 2. Auflage überarbeitet.

Die korrekte Nennung ist also:
Kirsten Haase, Benjamin Bode (Aachen)
Heike Hübner (Berlin)

Wir bedauern diese Fehler und bitten um Beachtung!

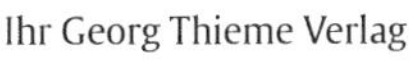

Ihr Georg Thieme Verlag

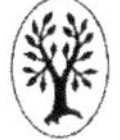

Vorwort zur 2. Auflage

Mit Freude habe ich die erste Auflage des Echoguide überarbeitet, weiterhin in der Hoffnung, den Interessierten in dieser wichtigen Methode einen möglichst leichten und einfachen Einstieg zu ermöglichen. Die Originalbilder habe ich nachbearbeitet, die Artefakte entfernt, um den pathologischen Befund hervorzuheben, so dass die Bildserien in ihrer Gegenüberstellung mit den Grafiken besser lesbar werden.

Mein herzlicher Dank gilt Herrn Professor Dr. Frank A. Flachskampf für die Bereitstellung von zusätzlichem Videomaterial, über das online verfügt werden kann.

Ich wünsche mir, dass dieses Buch vielen Kolleginnen und Kollegen dabei helfen möge, Gesundes zu erhalten und Krankheiten abzuwehren.

In diesem Sinne widme ich diesen Echo-Guide Frau Dr. med. Hildegunde Georg und Herrn Peter Kröning.

Gladbeck, im März 2015 *Thomas Böhmeke*

Vorwort zur 1. Auflage

Die Farbdopplerechokardiografie ist heute das unverzichtbare Fundament kardiologischer Diagnostik. Neben morphologischen Veränderungen liefert sie eine Vielzahl funktioneller Daten, die eine differenzierte kardiologische Therapie ermöglicht. Das Erlernen dieser faszinierenden Methode wird jedoch durch die kleinen Schallfenster sowie die verwirrende Anzahl der Schnittebenen durch das Herz erschwert. Hier möchte der Echo-Guide eine Hilfestellung bieten, um dem Anfänger den Zugang zu erleichtern.

Ohne die vielfältige Unterstützung von Herrn Dr. Becker wäre dieses Buch nie in dieser Form realisiert worden. Zudem gilt unser ausdrücklicher Dank Frau Kirsten Haase und Herrn Benjamin Bode aus Aachen für die exzellente grafische Gestaltung und Frau Dr. Antje Schönpflug für die kritische Durchsicht des Entwurfes.

Ich möchte mich bei Herrn Prof. Dr. Frank A. Flachskampf herzlich bedanken, dass er die Echokardiografie-CD für dieses Buch zur Verfügung gestellt hat.

Gladbeck, im Sommer 2004 *Thomas Böhmeke*

Inhaltsverzeichnis

Untersuchung

Krankheitsbilder

Inhaltsverzeichnis des online verfügbaren Zusatzmaterials

Unter www.thieme.de/echo-guide haben Sie mit Hilfe des auf der Buchumschlag-Innenseite eingedruckten Codes Zugriff auf 79 Videos aus dem Titel Flachskampf F.A. Kursbuch Echokardiografie, 5. Auflage zu den folgenden Themen:

Teil I

Untersuchung

1 Bildgebung und Patientenlagerung

1.1 Schallkopf und Schnittebenen

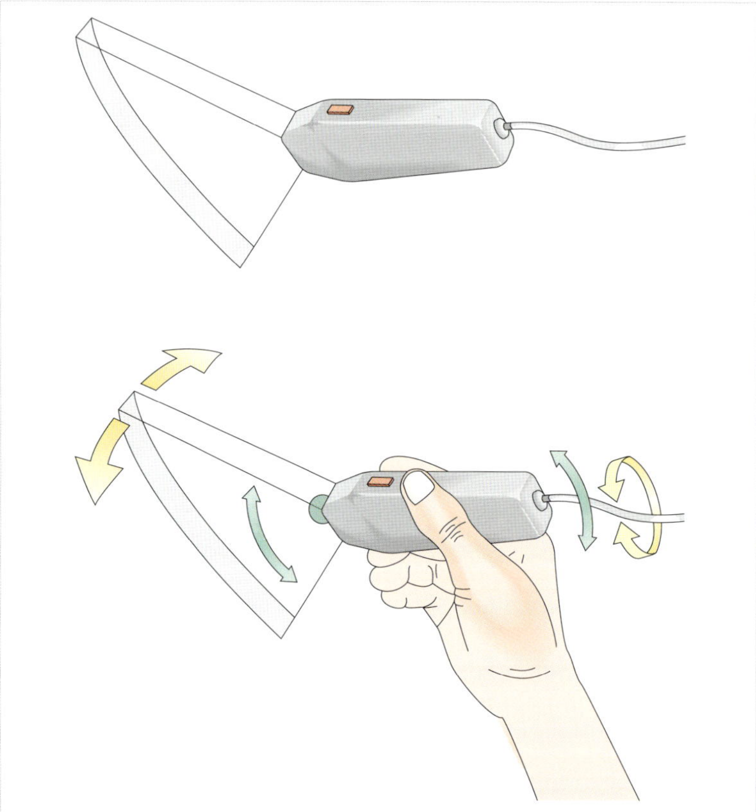

Abb. 1.1
Oben: Die für die Echokardiografie gebräuchlichen Sektorschallköpfe zeigen durch eine Markierung die Schnittebene an.
Unten: Zur Darstellung verschiedener Schnittebenen kann der Schallkopf gekippt (grün) und gedreht (gelb) werden.

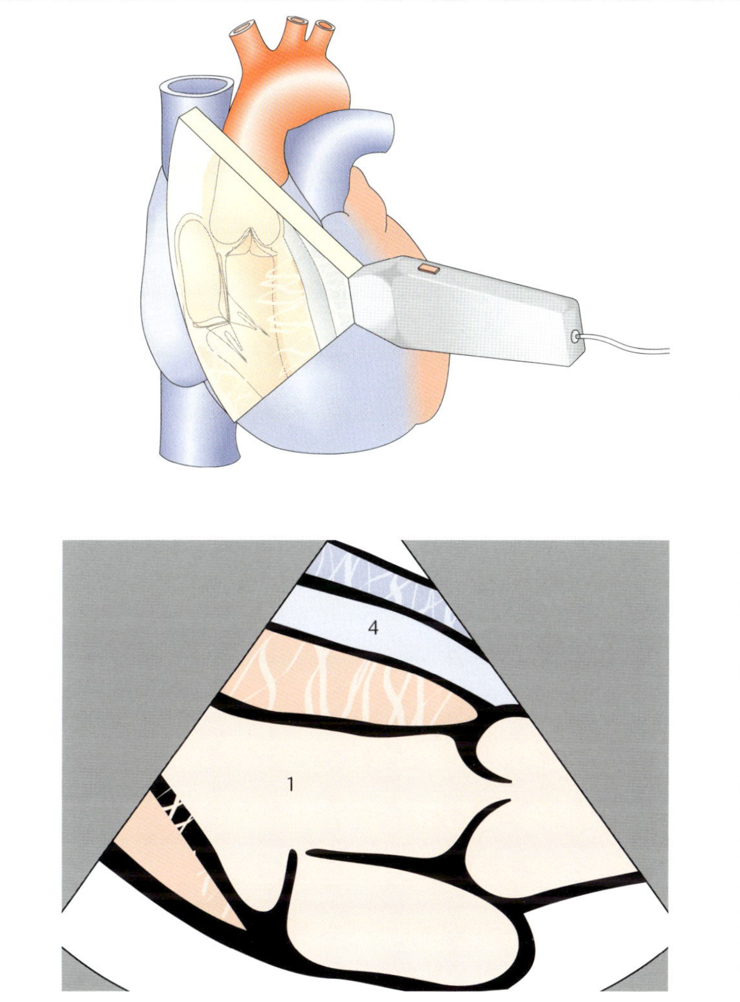

Abb. 1.2
Oben: Sektorschnitt durch das Herz, schallkopfnah der rechte Ventrikel, dahinter der linke Ventrikel mit Mitralklappe.
Unten: Korrespondierendes Bild auf dem Monitor: Der ventral gelegene rechte Ventrikel wird oben abgebildet.

1.2 Untersuchungssituation

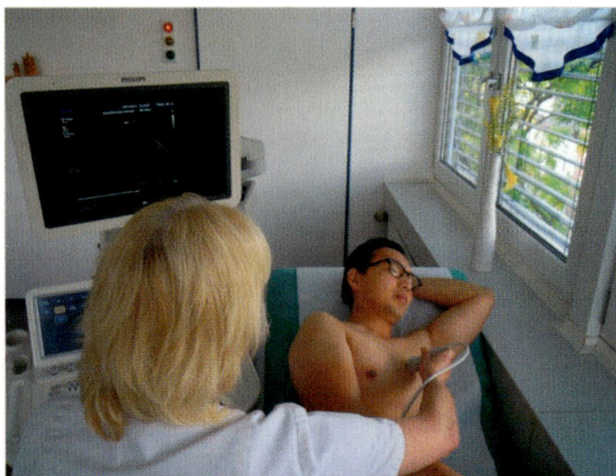

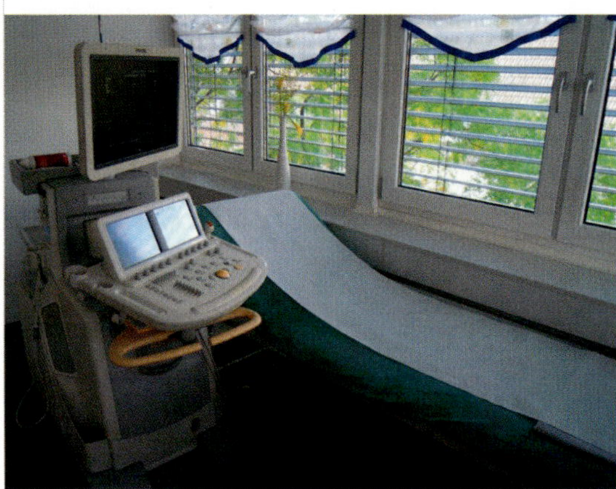

Abb. 1.3
Oben: Üblicherweise steht das Ultraschallgerät links neben der Patientenliege.
Unten: Der Untersucher macht es sich auf einem fahrbaren Hocker bequem.

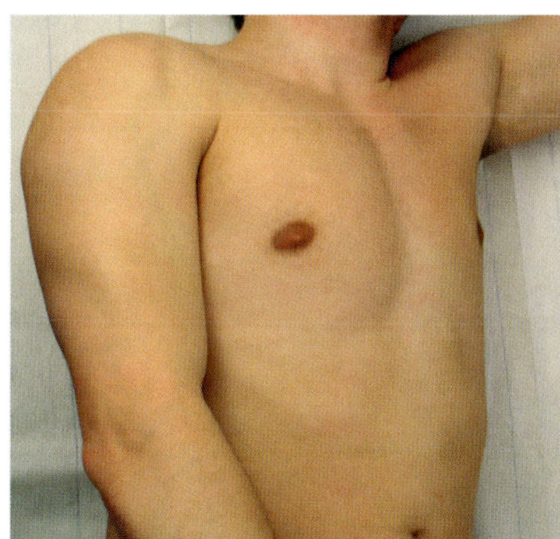

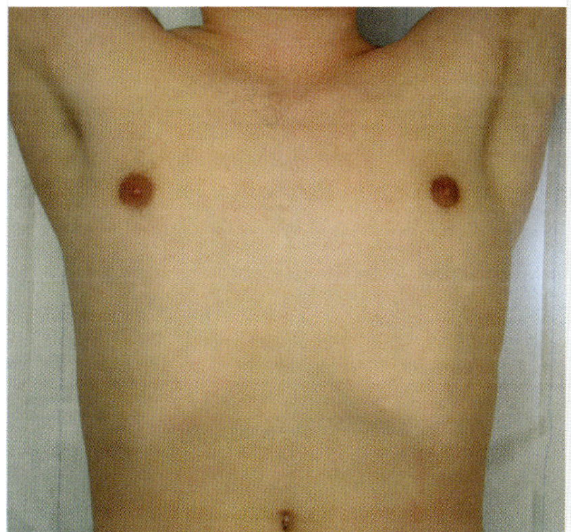

Abb. 1.4
Oben: Für die Anlotung des parasternalen und apikalen Fensters liegt der Patient in Linksseitenlage.
Unten: Die Anlotung des suprasternalen und subxiphoidalen Fensters erfolgt in Rückenlage.

1.3 Vier Zugänge zum Herz

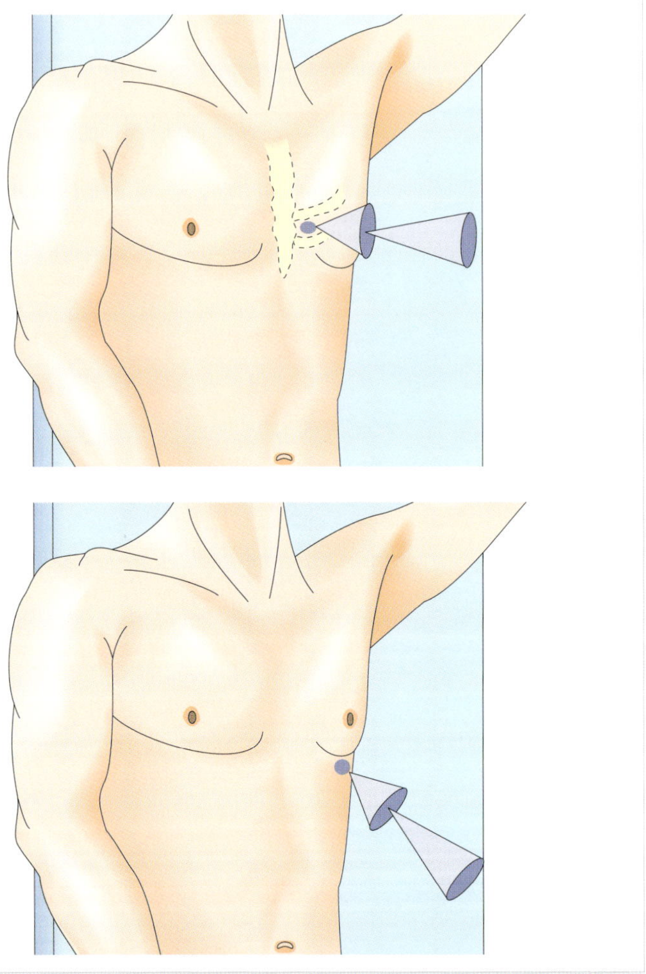

Abb. 1.5
Oben: Für das parasternale Fenster liegt der Patient in Linksseitenlage, der linke Arm liegt hinter dem Kopf. Das Schallfenster befindet sich im 4. ICR links unmittelbar parasternal. Unten: Das apikale Fenster wird ebenfalls in Linksseitenlage vom Herzspitzenstoß aus angelotet.

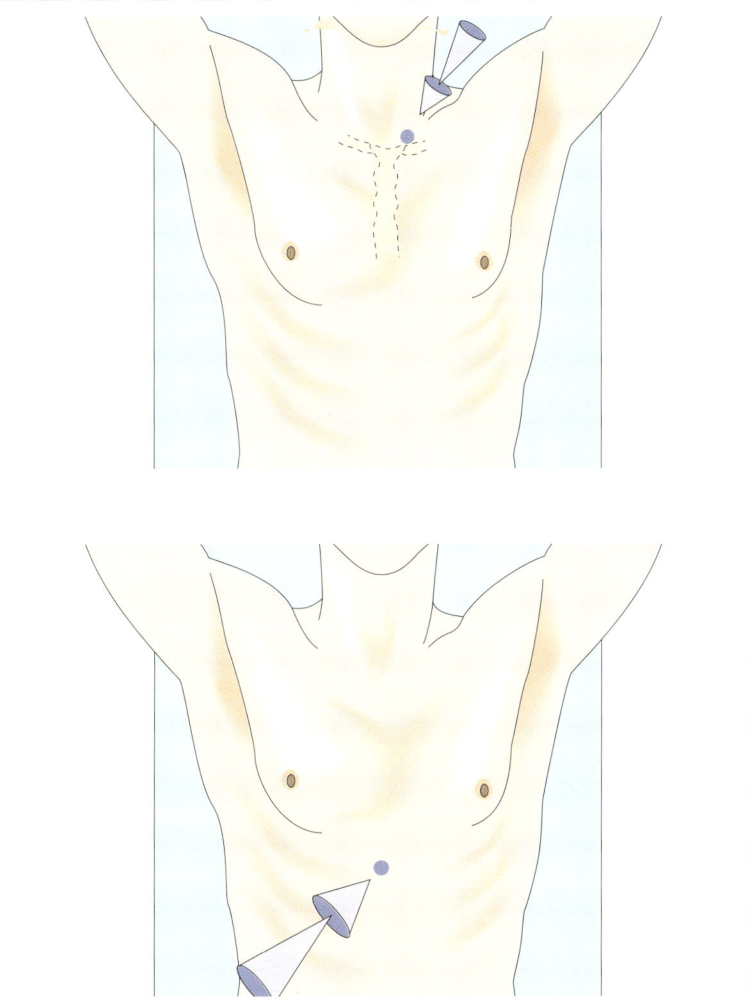

Abb. 1.6
Oben: Für das suprasternale Fenster liegt der Patient in Rückenlage, von der Jugulargrube aus wird der Aortenbogen angelotet.
Unten: Ebenfalls in Rückenlage wird über das subxiphoidale Fenster das Herz von kaudal dargestellt.

2 Parasternales langes Fenster

2.1 Schallkopfposition und Schnittebene

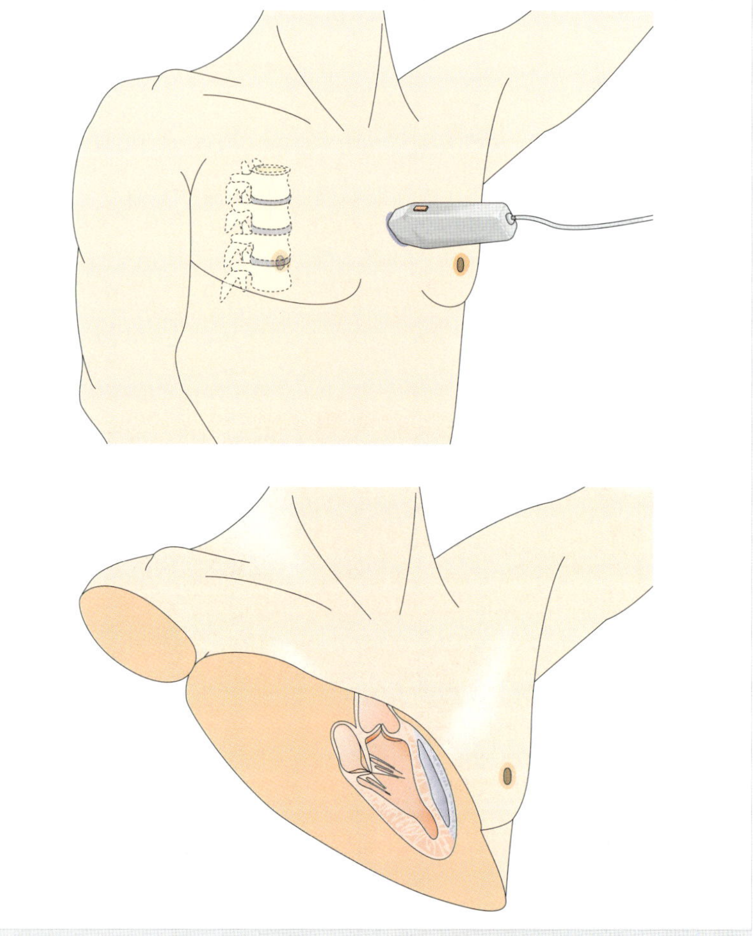

Abb. 2.1
Oben: Parasternales langes Fenster: Vom 4. ICR links unmittelbar parasternal (meist nur briefmarkengroßer Zugang an der Lunge vorbei) zielt der Schallkopf senkrecht auf die Wirbelsäule.
Unten: Die Schallkeule verbindet eine Linie zwischen rechter Achselhöhle und linkem unterem Rippenbogen.

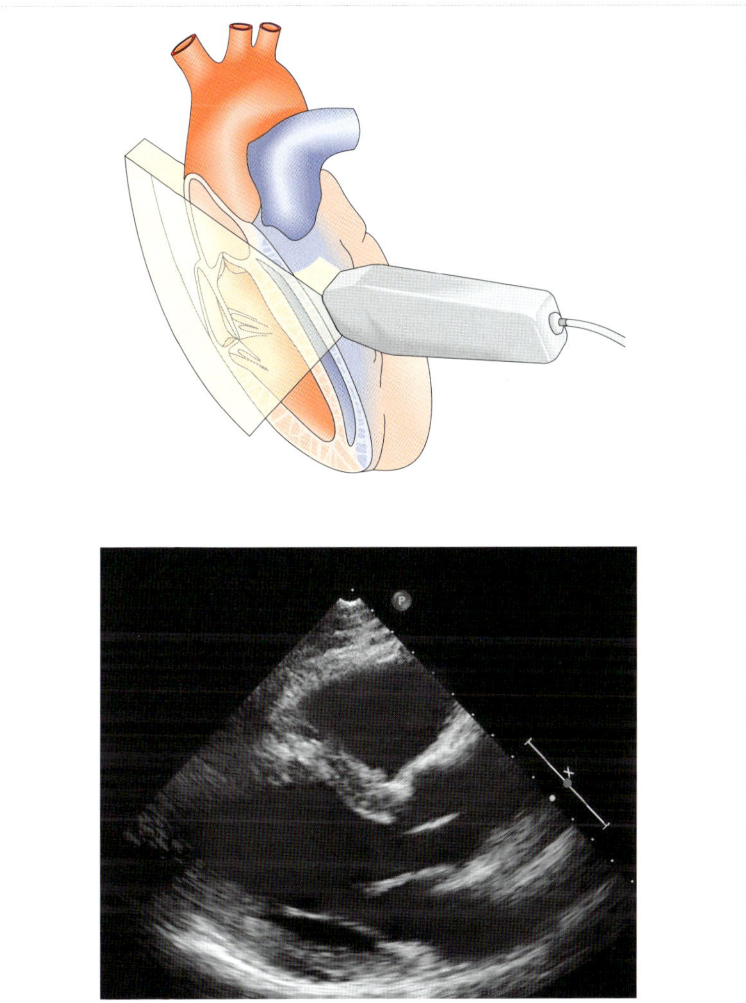

Abb. 2.2
Oben: Die Schallebene zeigt einen Längsschnitt durch das Herz von der Ventrikelspitze zur Aorta.
Unten: Oben ist der rechte Ventrikel, darunter sind die linkskardialen Strukturen abgebildet.

2.2 Anatomische Strukturen

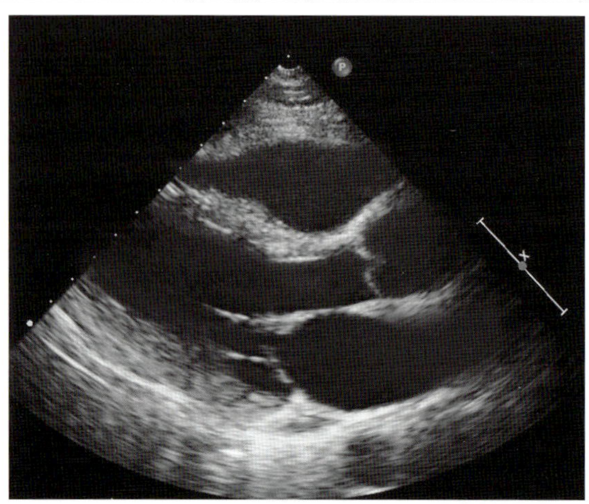

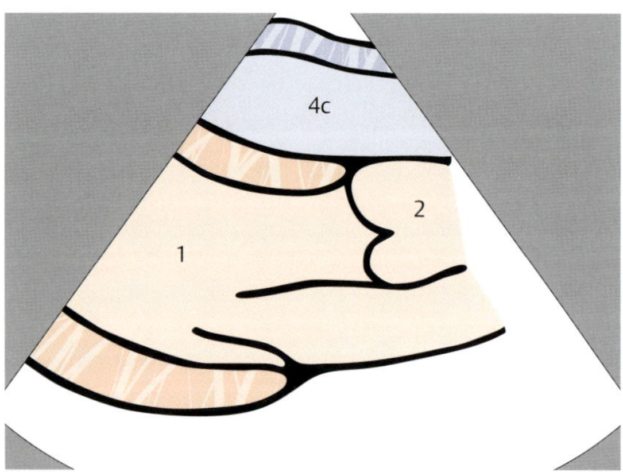

Abb. 2.3 Als Orientierung dient der rechts in Bildmitte dargestellte Aortenbulbus, darunter die Mitralklappe, links davon der linke Ventrikel. Schallkopfnah bildet sich der rechte Ventrikel ab, links der linke Ventrikel, rechts der Bildmitte die Aortenklappe.

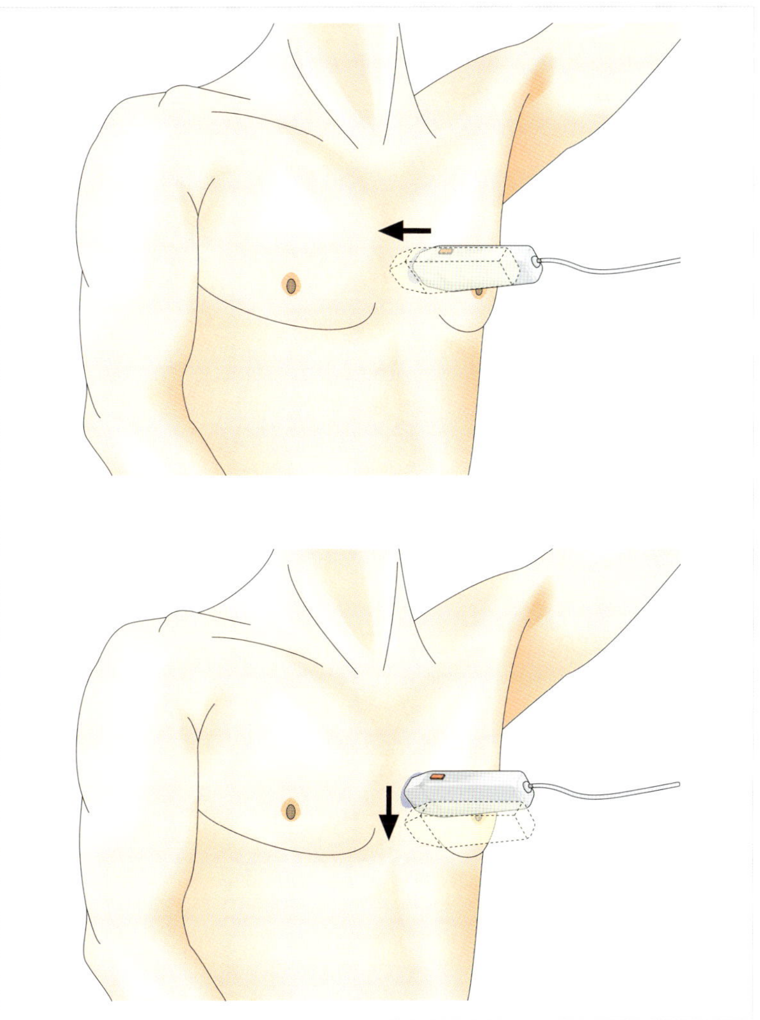

Abb. 2.4 Falls keine kardialen Strukturen sichtbar sind, verschiebe man den Schallkopf unmittelbar an das Sternum (oben) oder lote einen ICR tiefer an (unten).

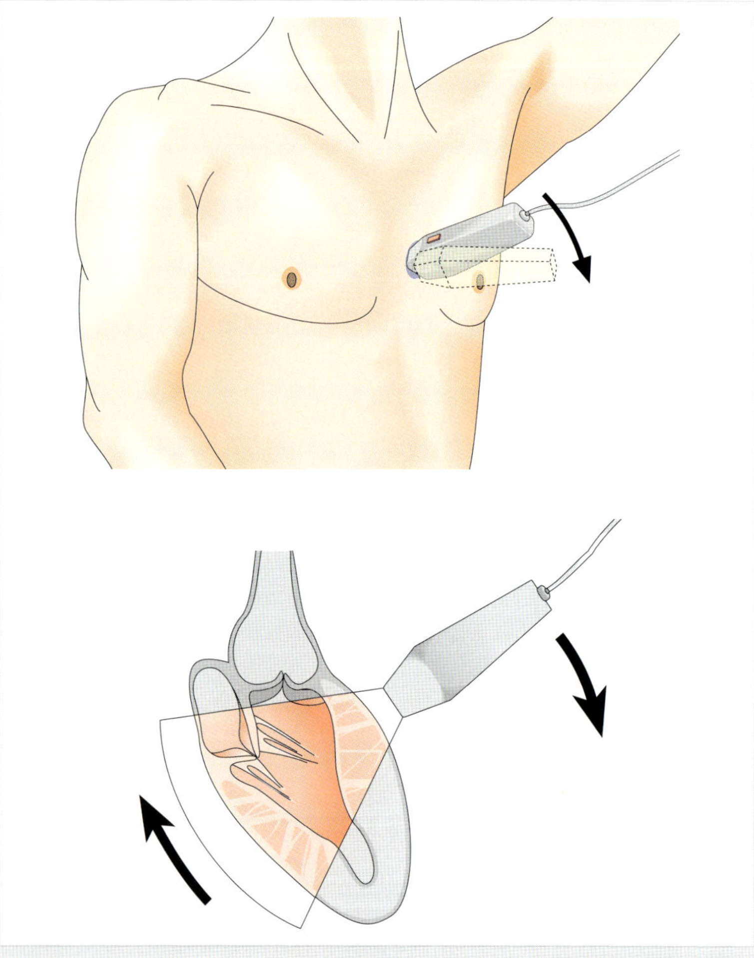

Abb. 2.5
Oben: Sieht man zu viel vom linken Ventrikel, kippe man die Schnittebene nach kranial, also das Schallkopfkabel in Richtung linken Beckenkamm.
Unten: Zu weit nach kaudal gekippte Schnitteben: nur linker Ventrikel sichtbar.

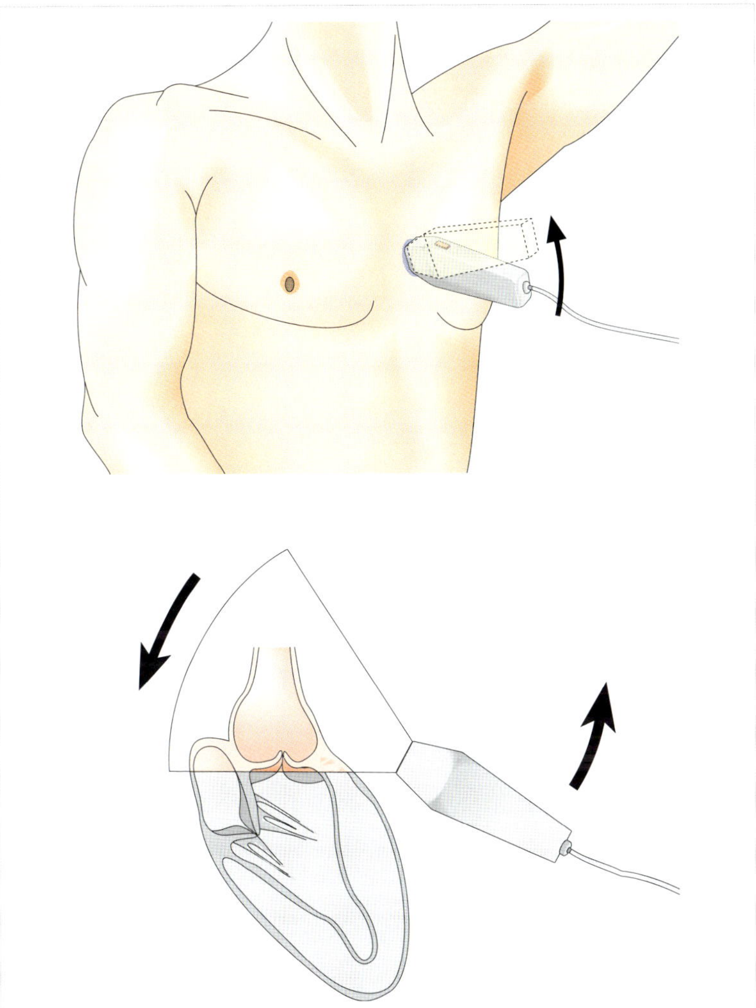

Abb. 2.6
Oben: Sieht man zu viel von der Aorta ascendens, kippe man die Schnittebene nach kaudal, also das Schallkopfkabel in Richtung rechte Schulter.
Unten: Zu weit nach kranial gekippte Schnittebene: überwiegend Darstellung der Aorta ascendens.

I

3 Parasternales kurzes Fenster

3.1 Schallkopfposition und Schnittebene

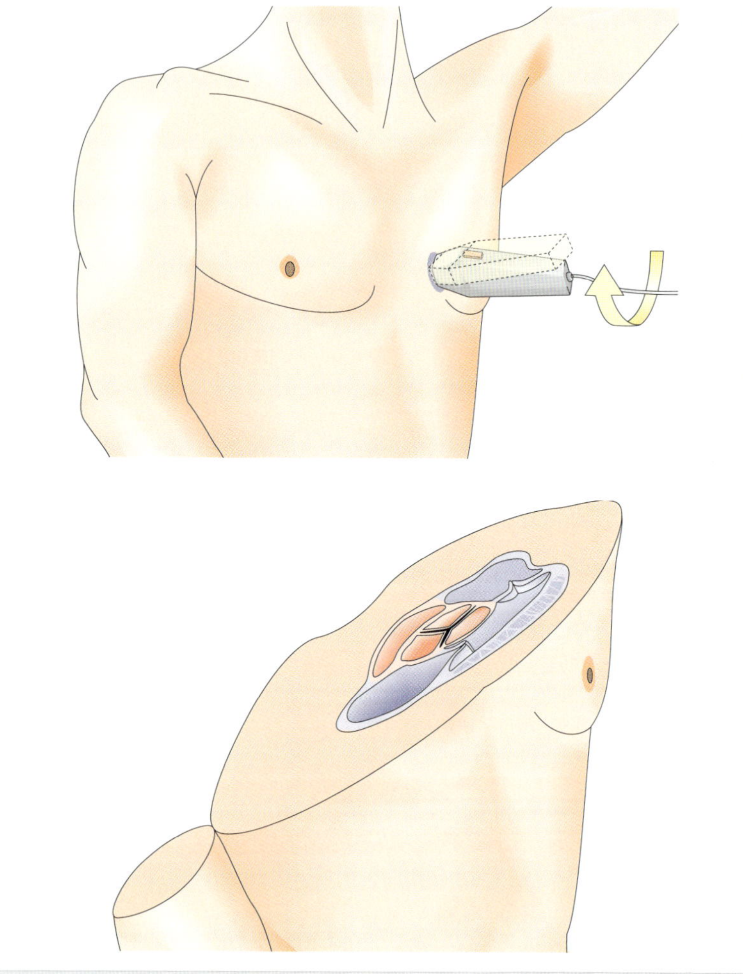

Abb. 3.1
Durch Drehung des Schallkopfes um 90° im Uhrzeigersinn sieht man das Herz im parasternalen kurzen Fenster. Die Schnittebene verbindet eine Linie zwischen linker Achsel und rechtem Rippenbogen.

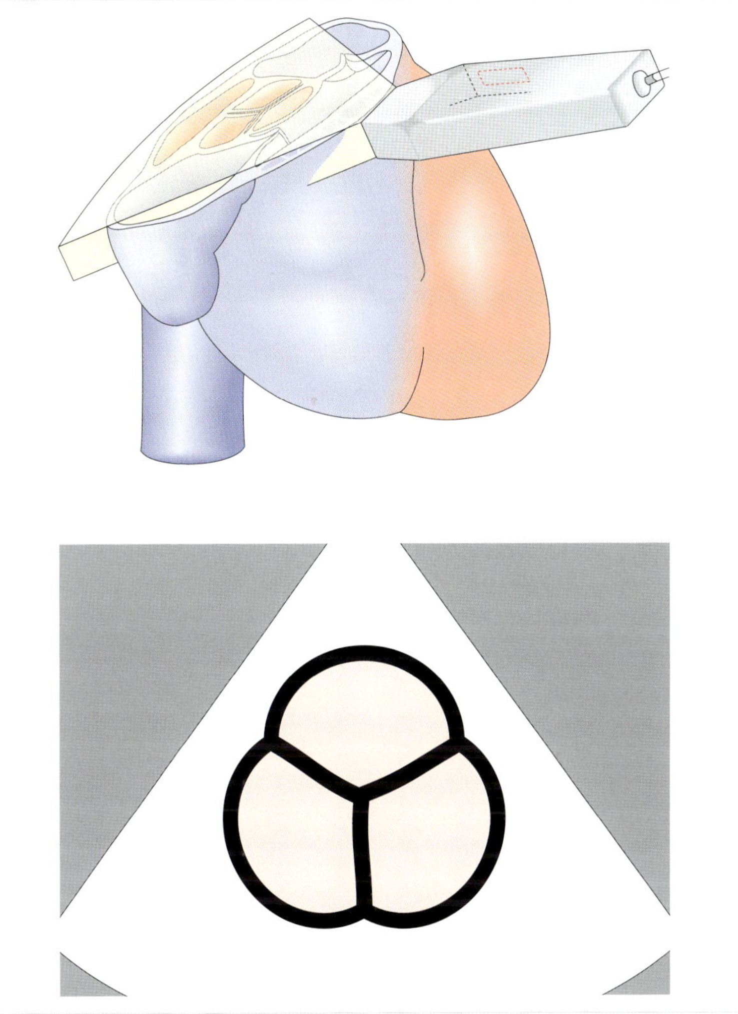

Abb. 3.2
Oben: Man sieht einen Querschnitt durch das Herz in Höhe der Aortenklappen.
Unten: Als Orientierung wird die typische Struktur der Aortenklappe in Bildmitte dargestellt.

3.2 Anatomische Strukturen

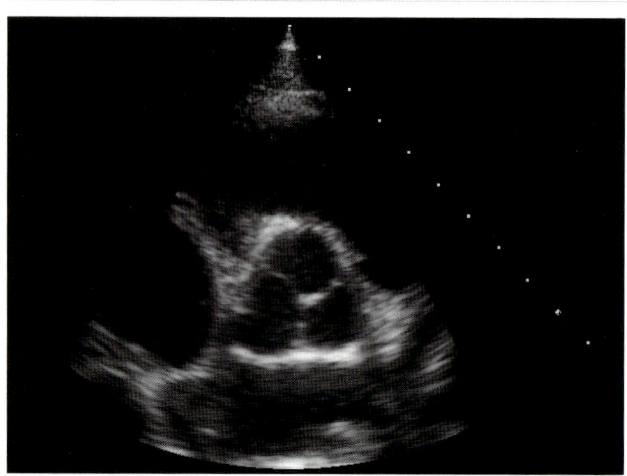

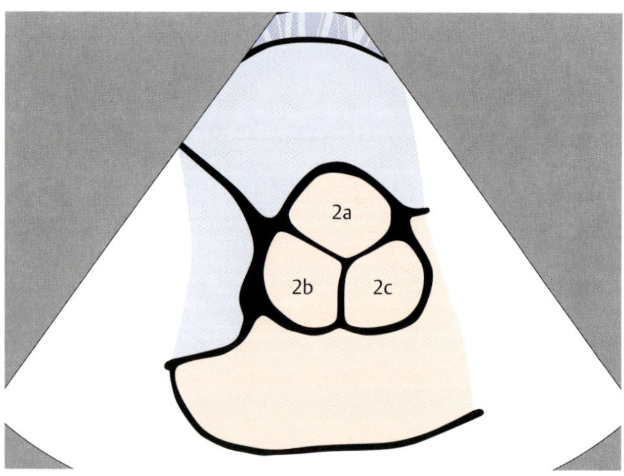

Abb. 3.3 Kurzes parasternales Fenster in Aortenklappenhöhe. Rechter Ventrikel und drei Taschenklappen der Aorta im Querschnitt.

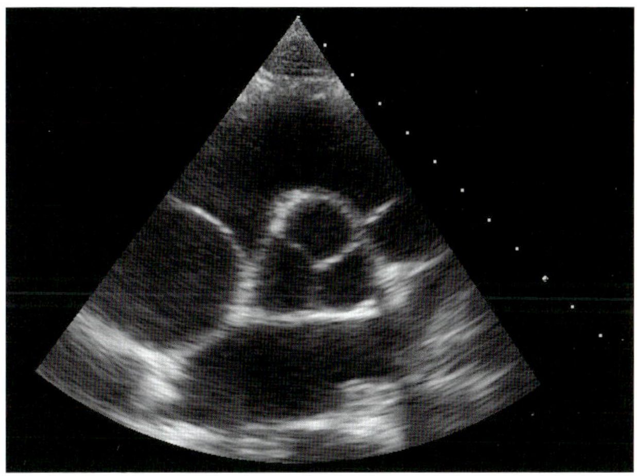

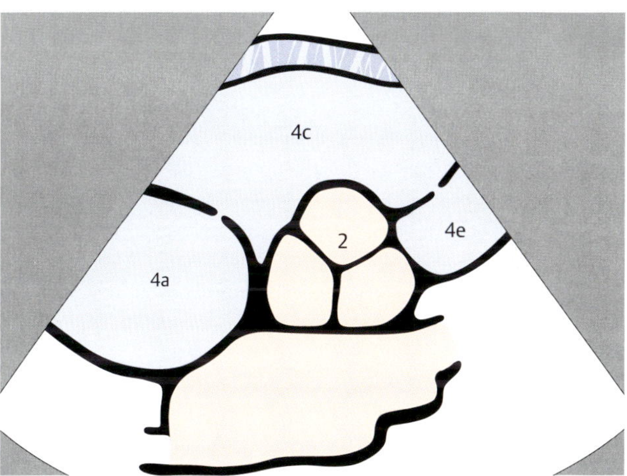

Abb. 3.4 Kurzes parasternales Fenster mit zentral eingestellter Aortenklappe und benachbarten rechtskardialen Strukturen. Trikuspidal- und Pulmonalklappe in der parasternalen kurzen Achse.

3.3 Bildkorrektur

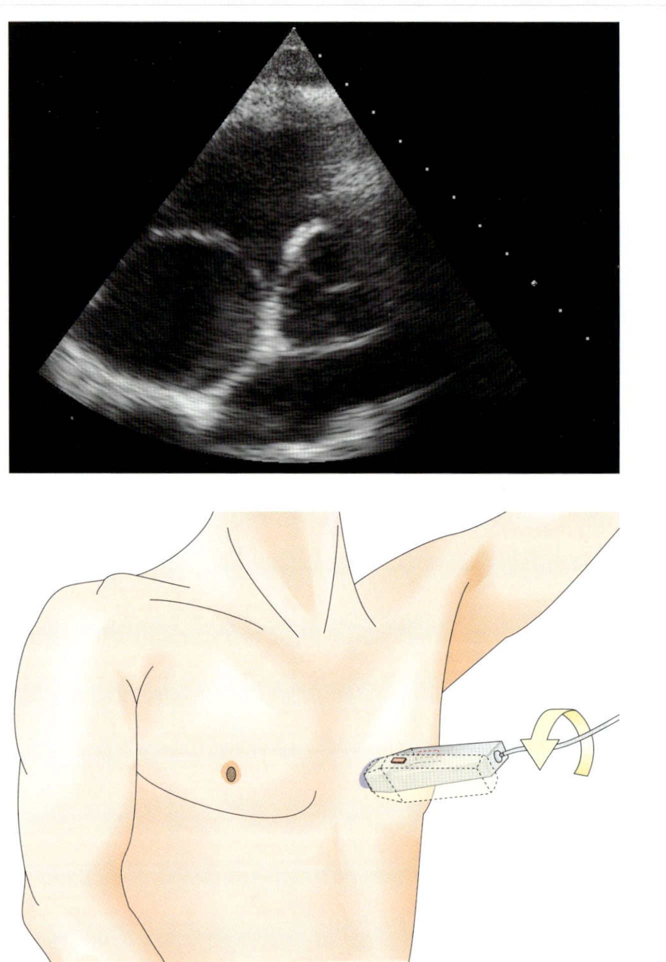

Abb. 3.5
Oben: Falls der Schallkopf nicht exakt im parasternalen Fenster gedreht wurde, überlagert sich häufig die Lunge.
Unten: Falls man die Orientierung verloren hat, gehe man zurück zum parasternalen langen Fenster und beginne von vorn.

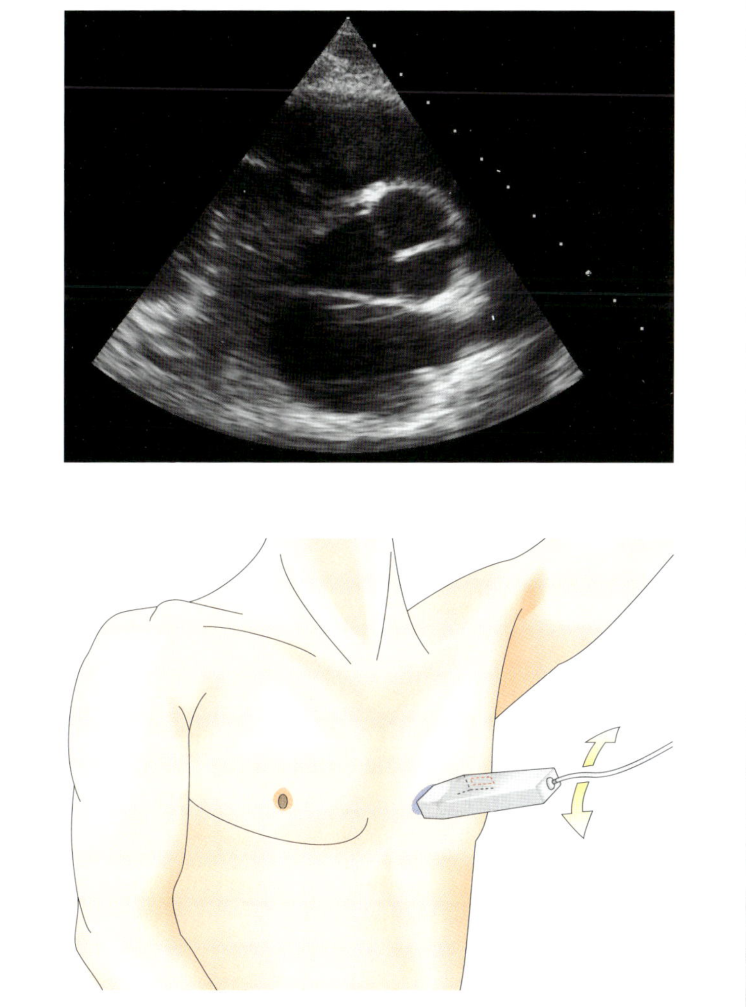

Abb. 3.6
Oben: Ist die Bildebene nicht optimal eingestellt, resultiert ein schräger Anschnitt der Aortenklappen.
Unten: Es genügt dann, den Schallkopf um wenige Winkelgrade nach rechts bzw. links zu drehen.

I

3.4 Einstellung der Mitralklappe

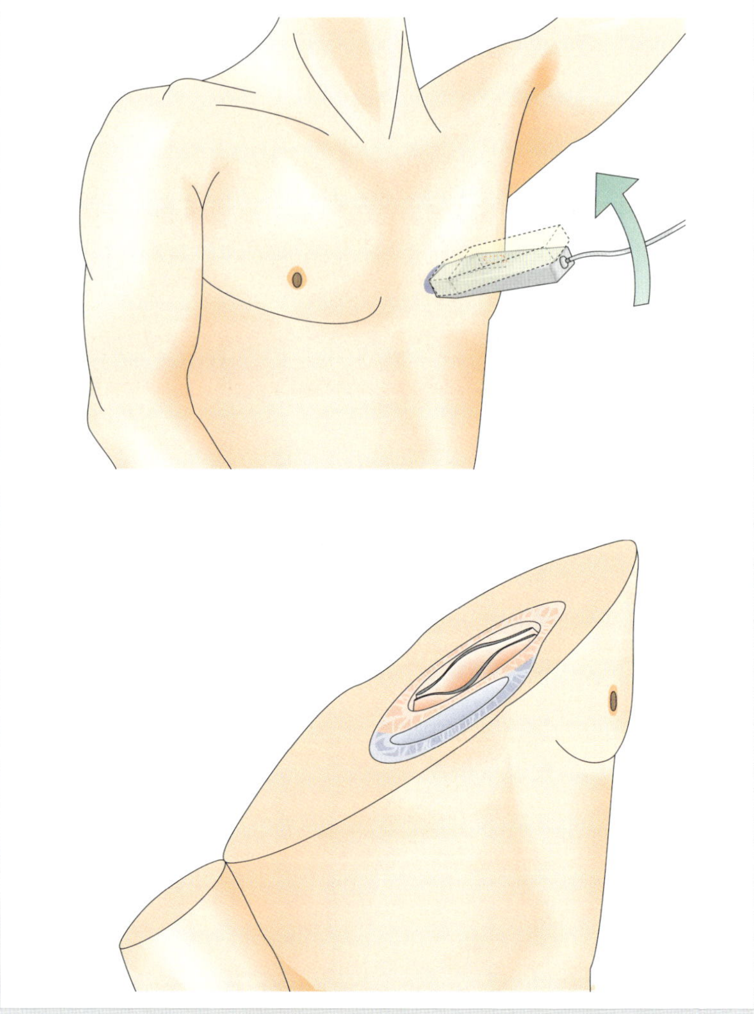

Abb. 3.7
Oben: Durch geringes Kippen der Schallebene nach kaudal (Schallkopfkabel Richtung rechte Schulter) stellt sich die Mitralklappe im Querschnitt dar.
Unten: Die Klappenränder sind gut abgrenzbar.

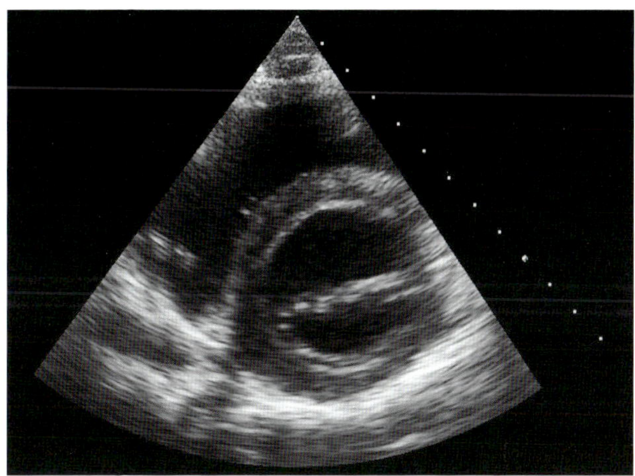

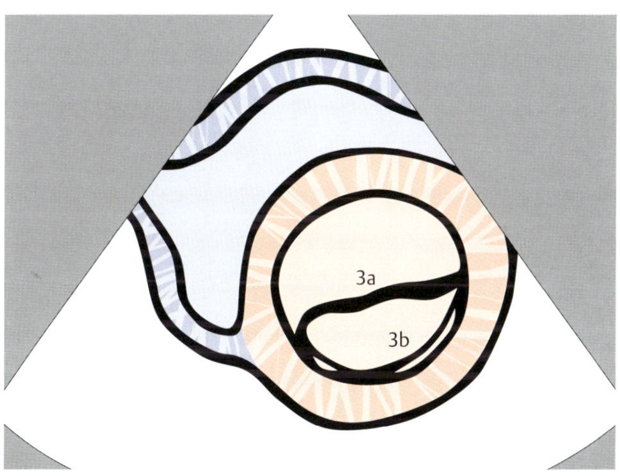

Abb. 3.8 Die Bewegung der Mitralklappe gleicht einem sich öffnenden Fischmaul. Gut erkennbar sind vorderes und hinteres Mitralsegel.

3.5 Einstellung der Papillarsehnen

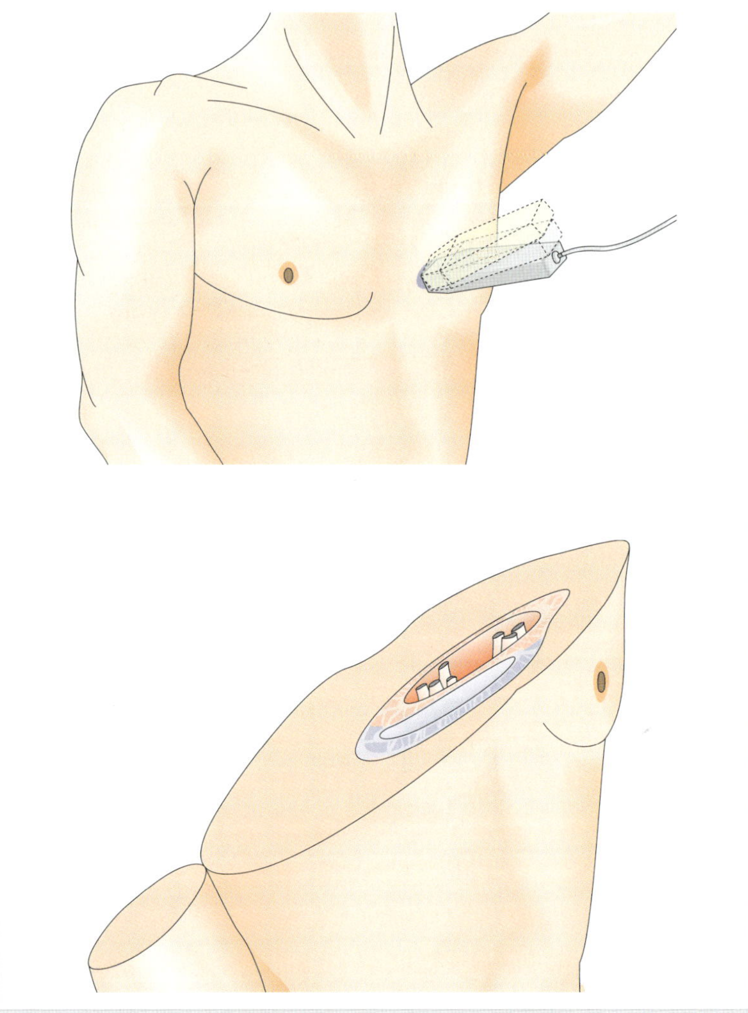

Abb. 3.9
Oben: Weiteres Kippen der Schallebene nach kaudal zeigt die Papillarsehnen.
Unten: Die Papillarsehnen werden quer angeschnitten.

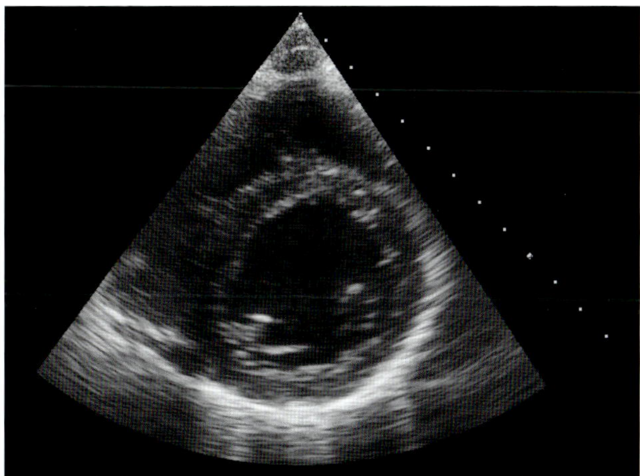

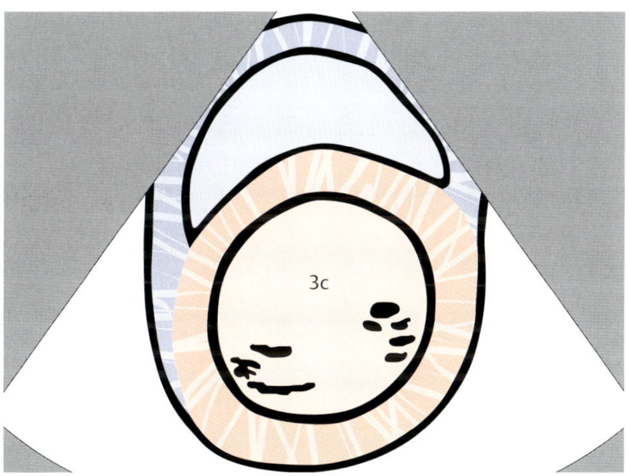

Abb. 3.10 Bei korrekter Schnittführung stellt sich der linke Ventrikel kreisrund dar. In dieser Ebene lässt sich die Kontraktilität der basisnahen linksventrikulären Segmente gut beurteilen.

3.6 Einstellung der Papillarmuskeln

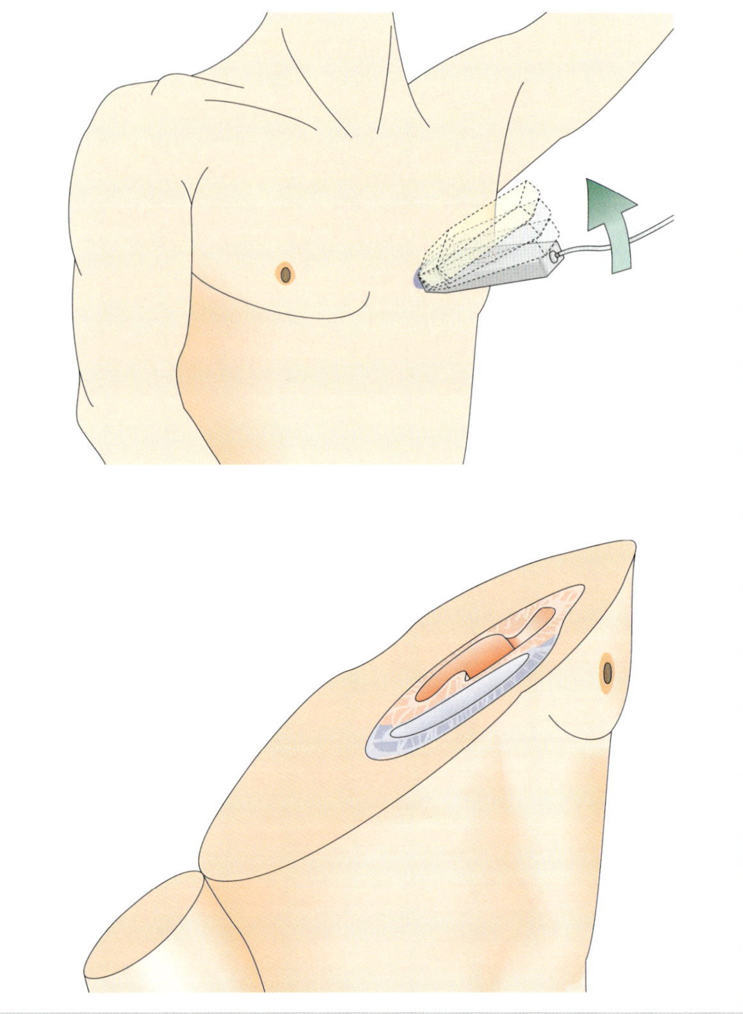

Abb. 3.11
Oben: Weiteres Kippen der Schallebene nach kaudal zeigt die Papillarmuskeln im Querschnitt.
Unten: Die Papillarmuskeln sowie der mittlere linke Ventrikel werden quer angeschnitten.

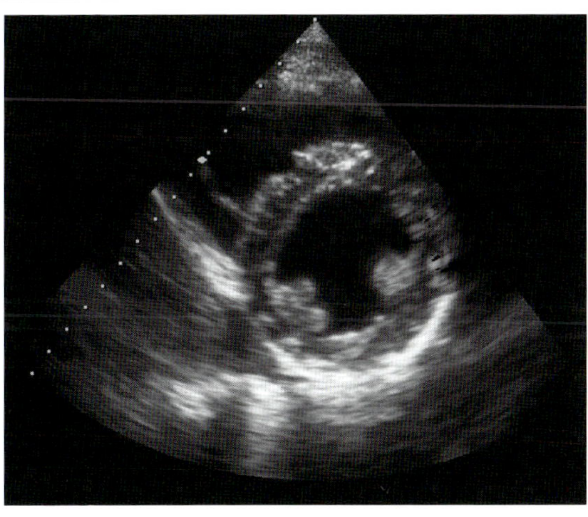

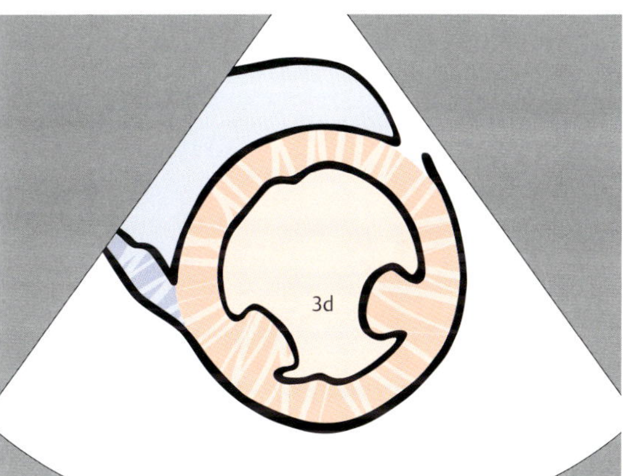

Abb. 3.12 Auch in dieser Ebene sollte auf die kreisrunde Darstellung des linken Ventrikels geachtet werden. In dieser Ebene lässt sich die Kontraktilität der mittleren linksventrikulären Segmente gut beurteilen.

4 Apikale Fenster

4.1 Schallkopfposition und Schnittebene

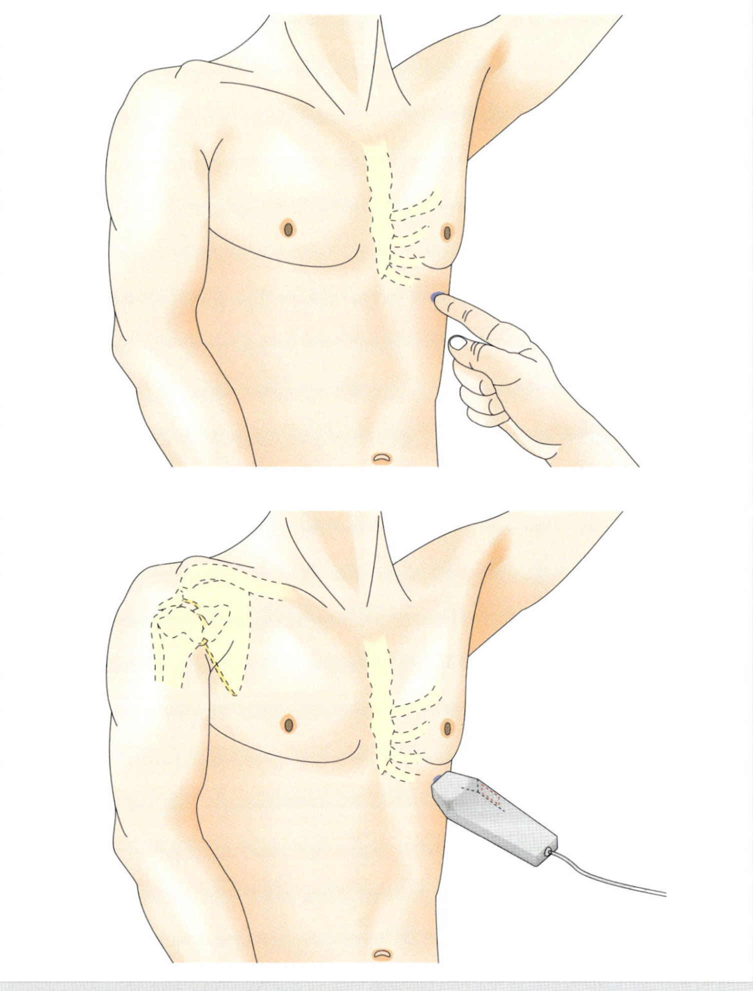

Abb. 4.1
Für die Einstellung der apikalen Fenster taste man zunächst nach dem Herzspitzenstoß. Der Schallkopf wird auf den Herzspitzenstoß aufgesetzt und zielt von dort auf das rechte Schulterblatt.

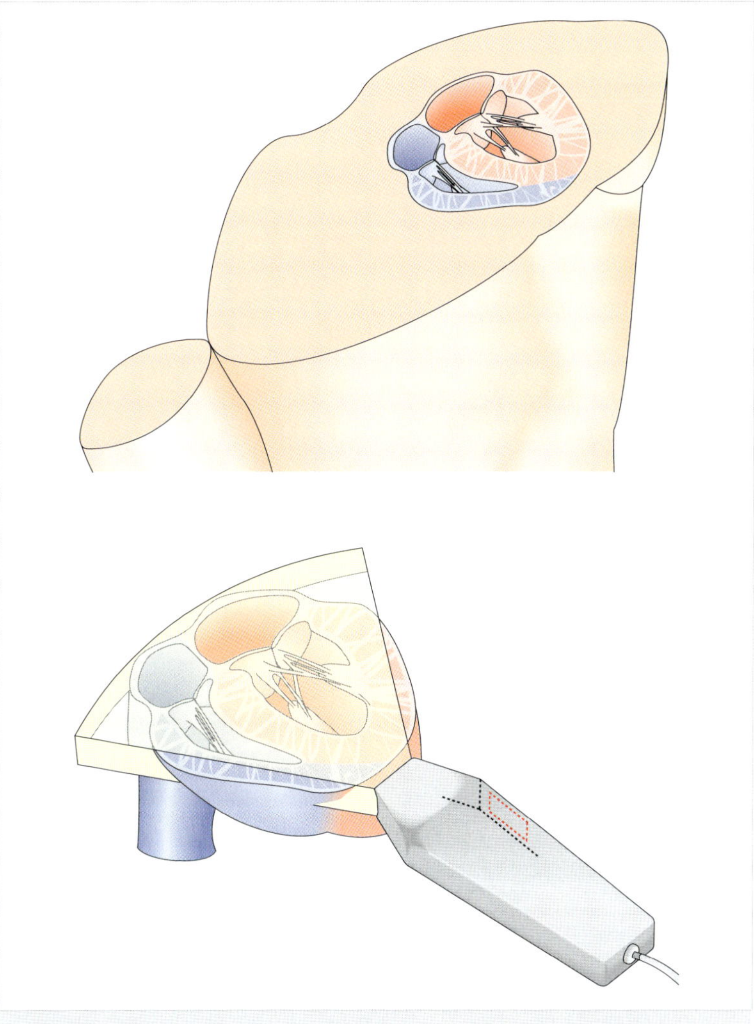

Abb. 4.2
Oben: Die erste Schnittebene verläuft zwischen linkem Schulterblatt und rechtem Rippenbogen, die Schallkopfmarkierung zeigt auf das linke Schulterblatt.
Unten: Von der Herzspitze aus sieht man in beide Ventrikel und Vorhöfe.

I

4.2 Apikaler Vierkammerblick

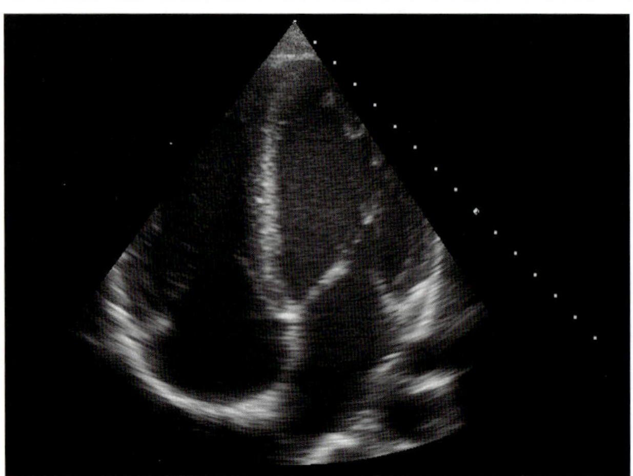

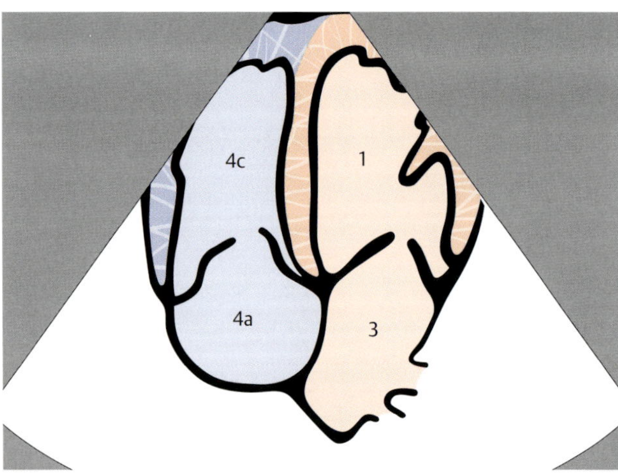

Abb. 4.3 Rechts stellt sich das linke Herz dar, links zeigt sich das rechte Herz. In der oberen Bildhälfte zeigen sich beide Ventrikel, darunter der rechte und linke Vorhof. Mitral- und Trikuspidalklappe trennen Ventrikel und Vorhöfe.

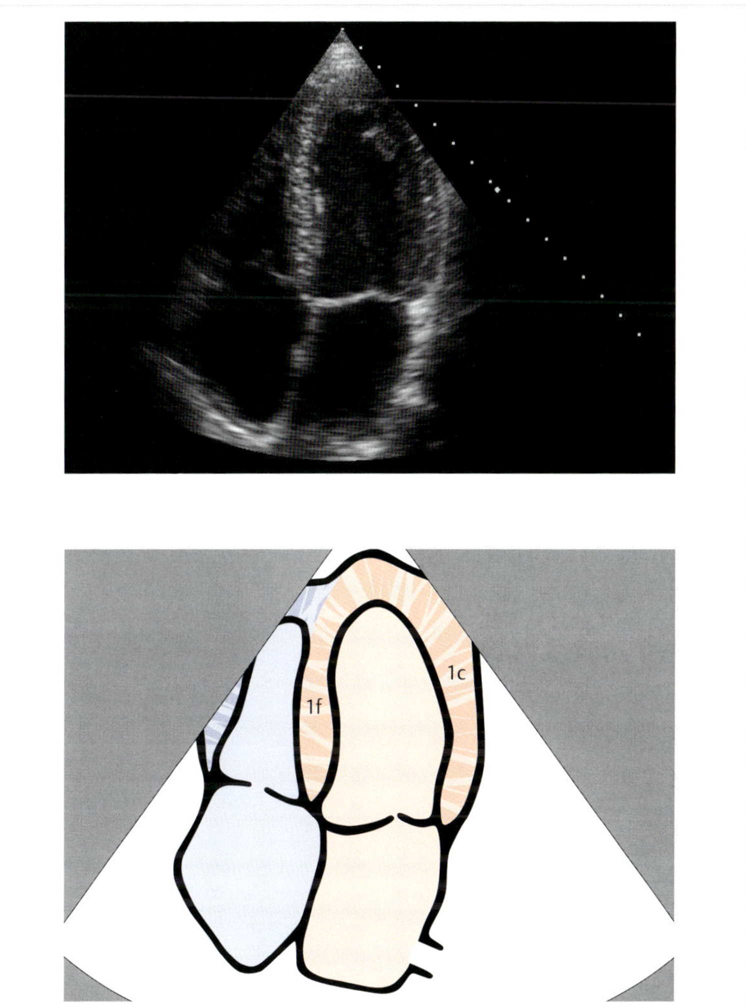

Abb. 4.4 Das rechte Herz lässt sich meist weniger detailreich als das linke einsehen. Die laterale Wand des linken Ventrikels zeigt sich rechts, in der Mitte die septale Wand.

4.3 Apikaler Zweikammerblick

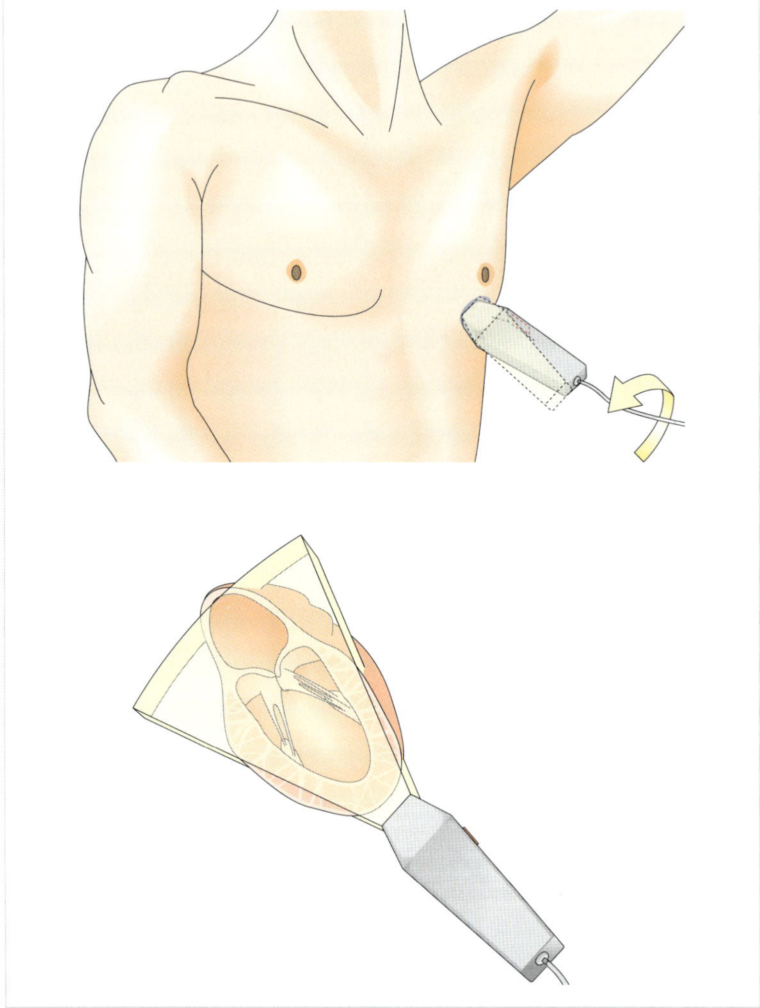

Abb. 4.5
Oben: Durch Drehung des Schallkopfes um 60° gegen den Uhrzeigersinn erhält man den apikalen Zweikammerblick.
Unten: In dieser Ebene sieht man ausschließlich linkskardiale Strukturen.

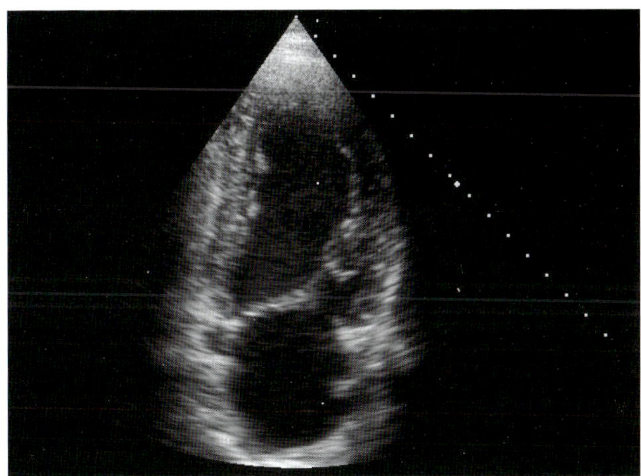

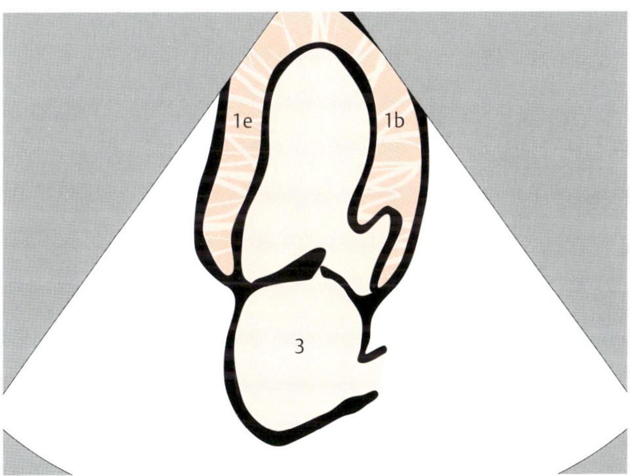

Abb. 4.6 Häufig stellt sich in dieser Ebene der Papillarmuskel prominent dar. Die anteriore Wand des linken Ventrikels zeigt sich rechts, die inferiore Wand links.

4.4 Apikaler Dreikammerblick

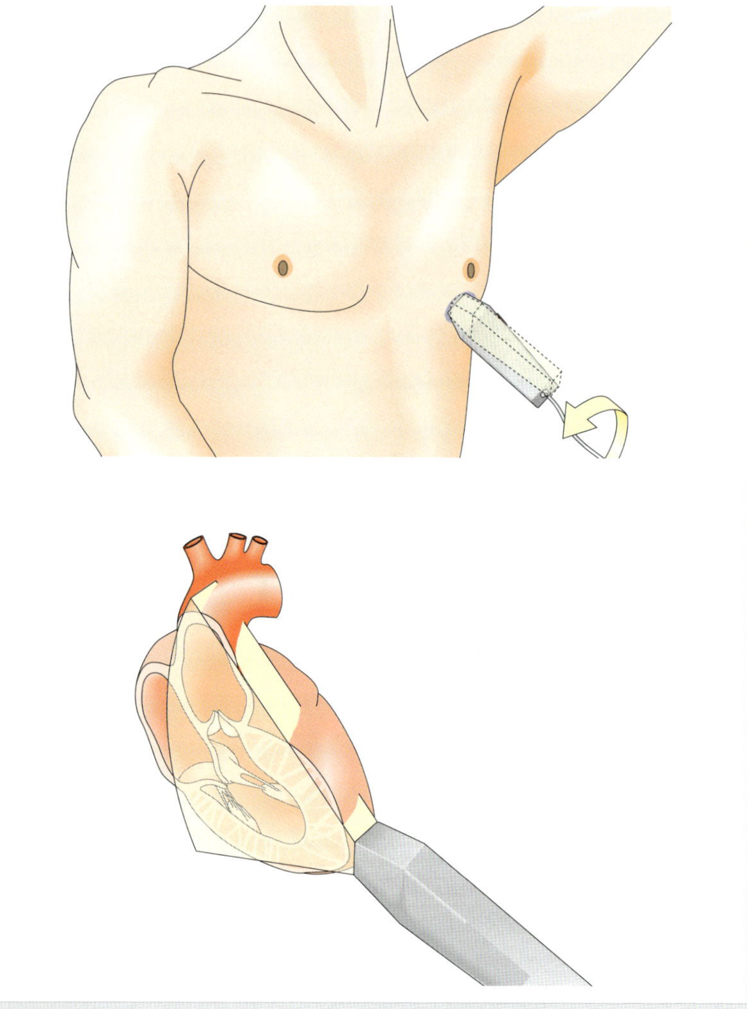

Abb. 4.7
Oben: Weiteres Drehen des Schallkopfes um nochmals 60° gegen den Uhrzeigersinn zeigt den apikalen Dreikammerblick.
Unten: Als zusätzliche Struktur erscheint der Aortenbulbus im Bild.

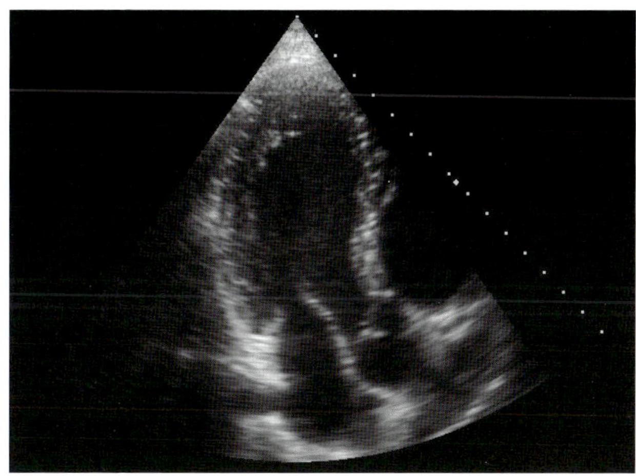

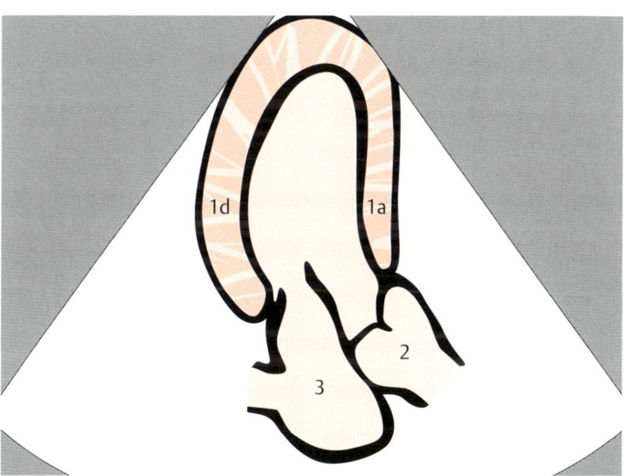

Abb. 4.8 Der linksventrikuläre Ein- und Ausstrom lässt sich in dieser Ebene gut beurteilen. Die anteroseptale Wand des linken Ventrikels zeigt sich rechts, die posteriore Wand am linken Bildrand.

I

4.5 Apikaler Fünfkammerblick

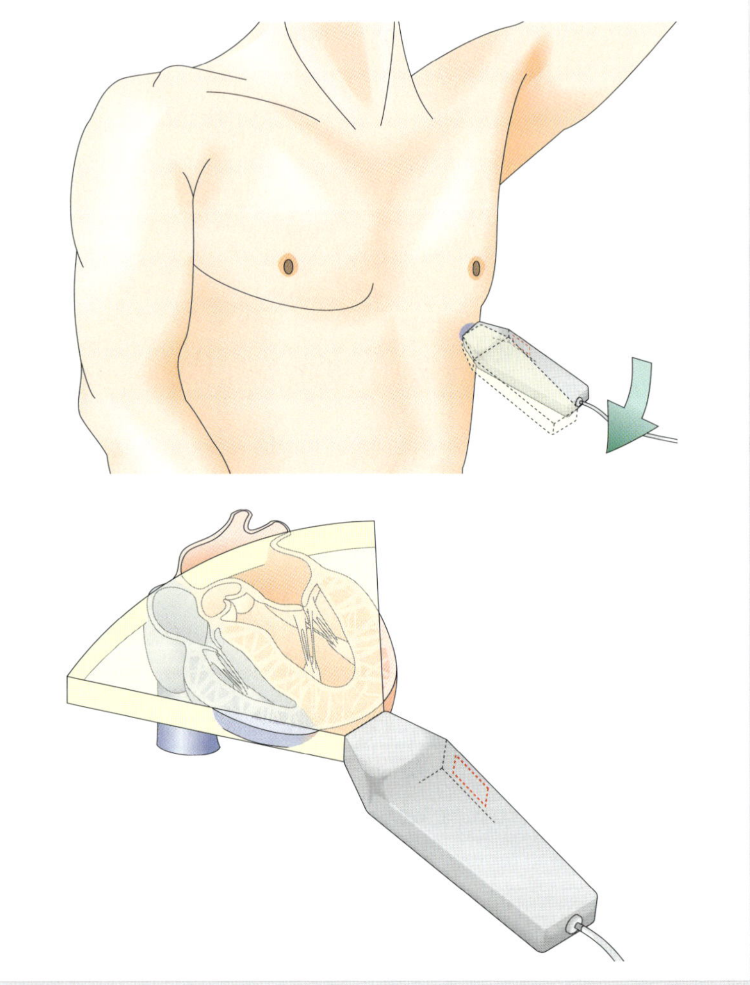

Abb. 4.9
Oben: Um die „fünfte Kammer" darzustellen, kippe man den Schallkopf vom Vierkammerblick aus geringfügig nach kaudal.
Unten: Der Fünfkammerblick zeigt beide Vorhöfe und Ventrikel, dazwischen als „fünfte Kammer" den Aortenbulbus.

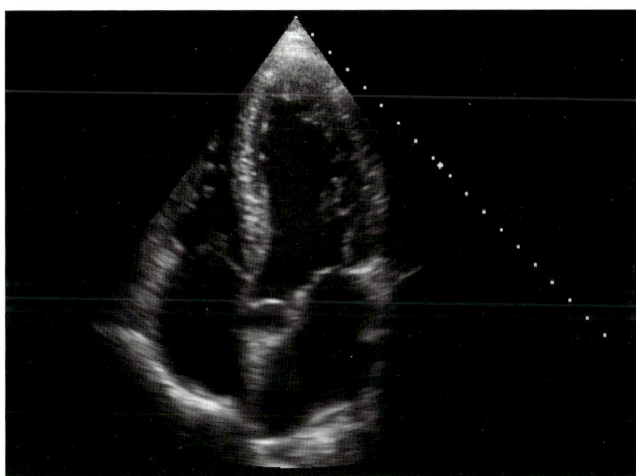

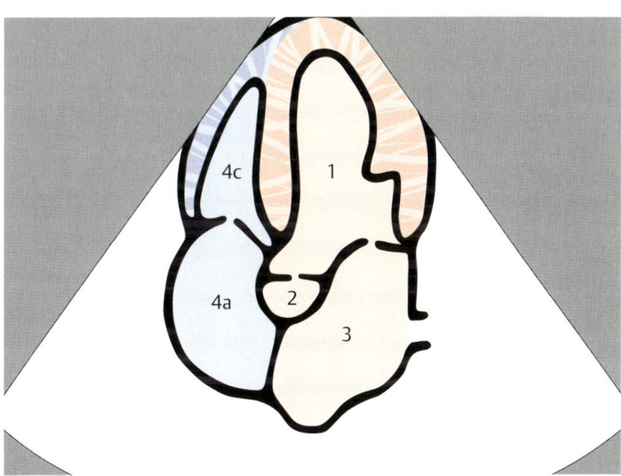

Abb. 4.10
Oben: Der linksventrikuläre Ausstrom über die Aortenklappe kann hier gut beurteilt werden.
Unten: Der Fünfkammerblick bietet eine Übersucht über die wesentlichen Strukturen des Herzens.

I

5 Suprasternales Fenster

5.1 Schallkopfposition

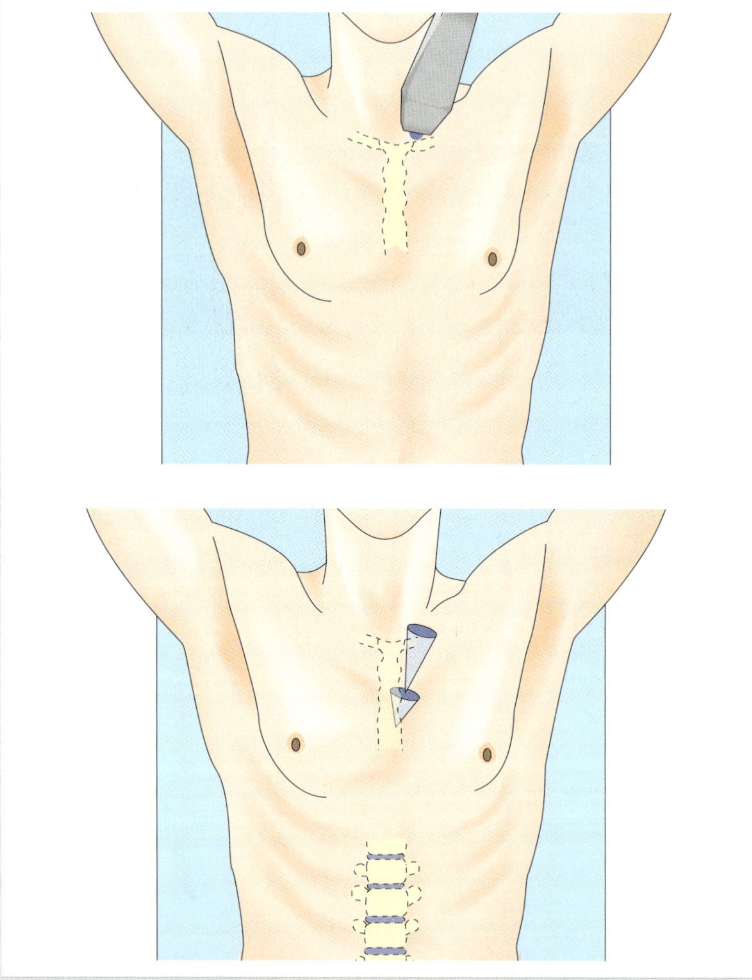

Abb. 5.1
Für das suprasternale Fenster wird der Schallkopf in der Jugulargrube bzw. links suprasternal aufgesetzt. Der Schallstrahl zielt auf die Lendenwirbelsäule.

5.2 Anatomische Strukturen

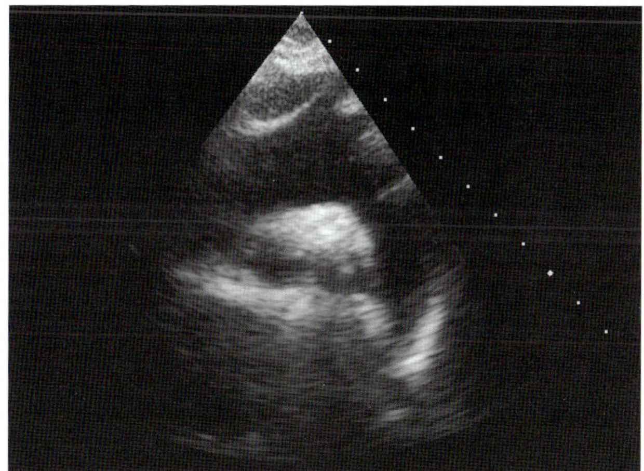

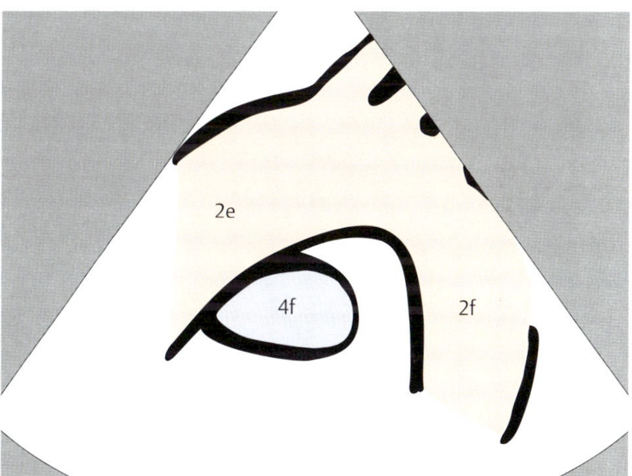

Abb. 5.2 Aortenbogen mit abgehenden supraaortalen Gefäßen. Der Aortenbogen greift um die Pulmonalarterie herum.

5.3 Einstellung der Aorta ascendens

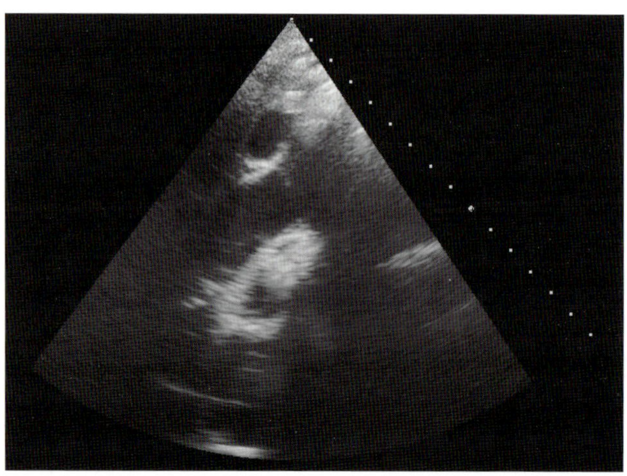

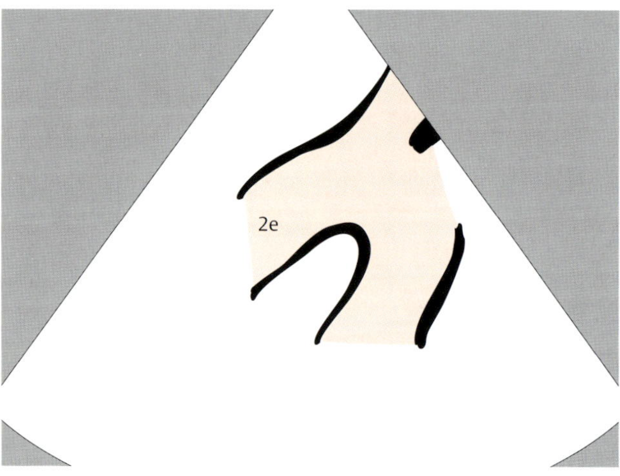

Abb. 5.3 Durch Kippen und Drehen des Schallkopfes zeigen sich die Aorta ascendens sowie der Arcus aortae. Nur im Ausnahmefall ist die Sicht so gut, dass man die Aortenklappe einsehen kann.

5.4 Einstellung der Aorta descendens

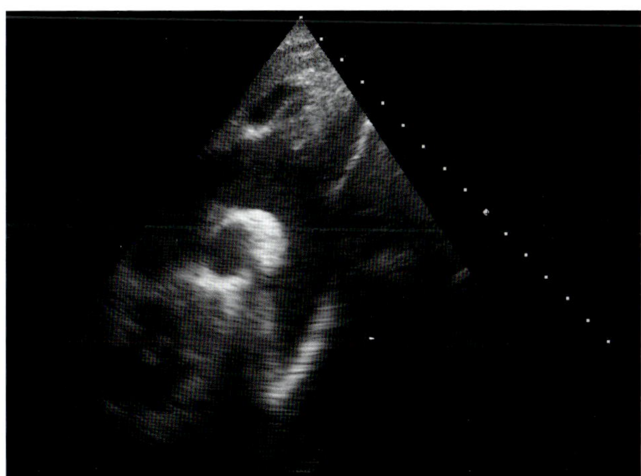

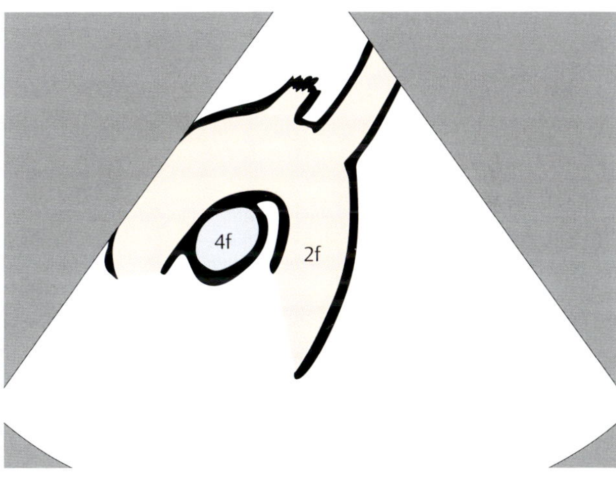

Abb. 5.4 Typischerweise verlaufen die supraaortalen Äste schräg nach rechts oben. Die A. subclavia sinistra lässt sich meist gut abgrenzen, distal davon liegt der Aortenisthmus.

6 Subxiphoidales Fenster

6.1 Schallkopfposition

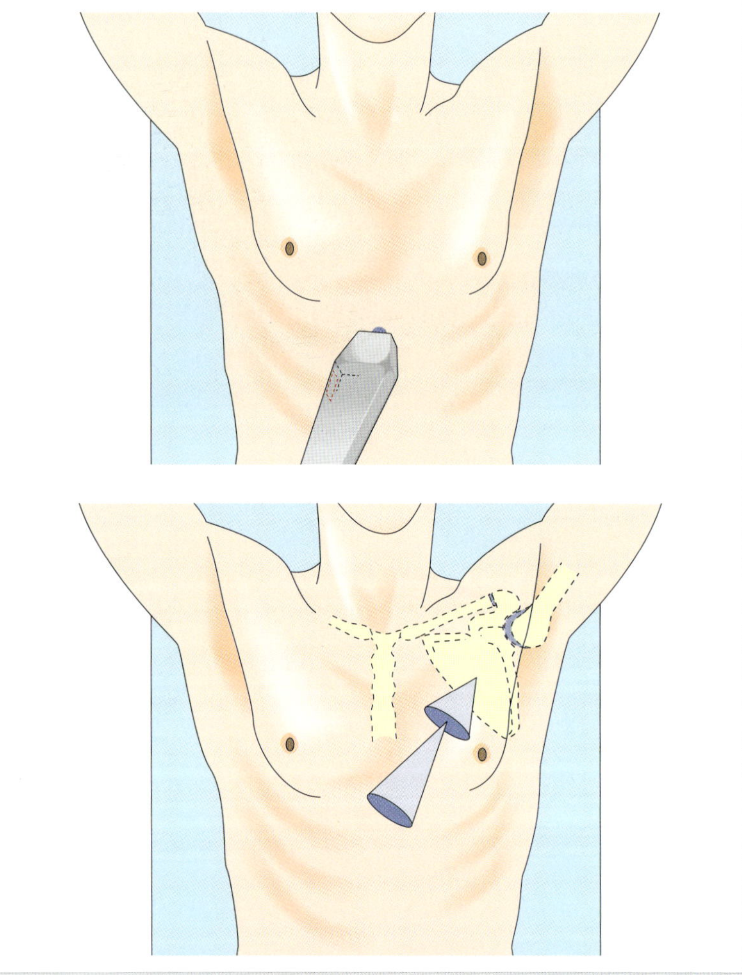

Abb. 6.1
Oben: Für das subxiphoidale Fenster wird der Schallkopf unmittelbar unterhalb des Xiphoids bzw. links subkostal angelegt.
Unten: Der Schallstrahl zielt auf die linke Schulter.

6.2 Anatomische Strukturen

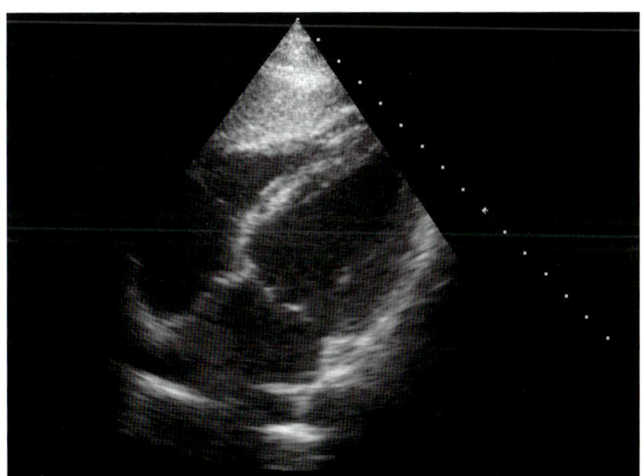

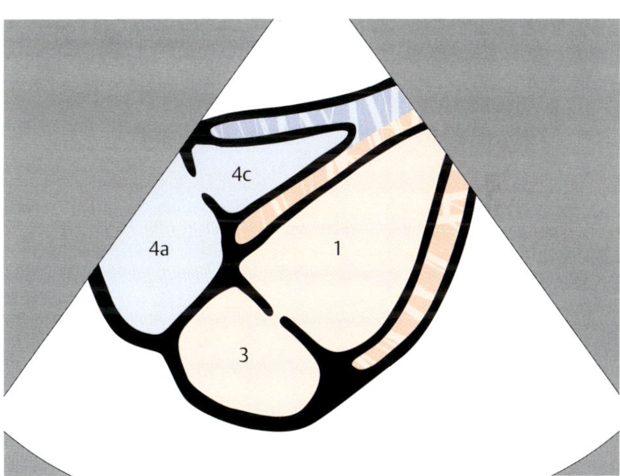

Abb. 6.2 Man sieht einen nach rechts gekippten Vierkammerblick. Schallkopfnah zeigen sich der rechte Vorhof und der rechte Ventrikel.

Teil II

M-Mode und Doppler

II

7 M-Mode

7.1 Prinzip des M-Mode

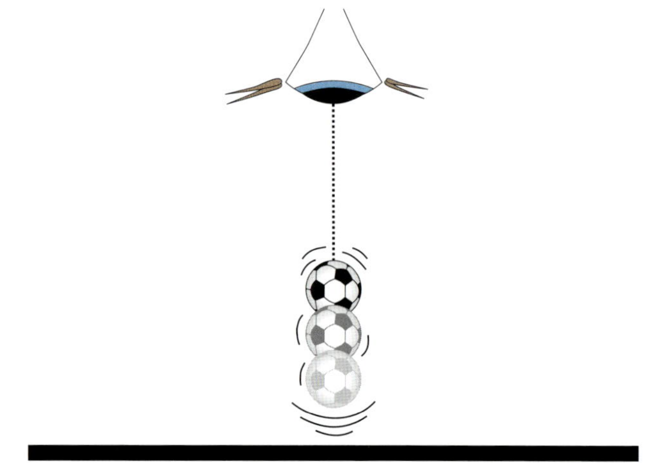

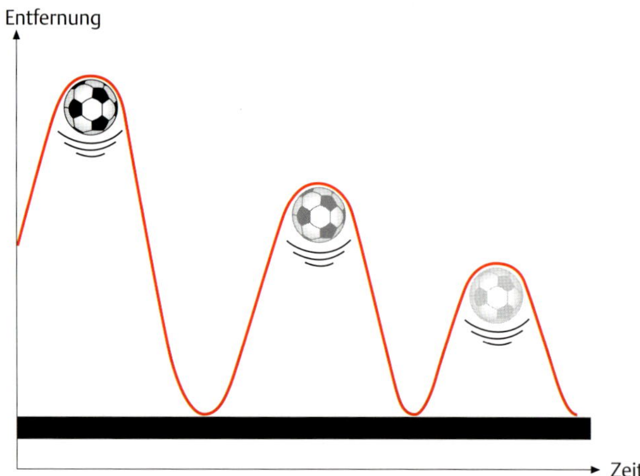

Abb. 7.1
Der M-Mode ist die eindimensionale Darstellung bewegter Strukturen im zeitlichen Ablauf. Nur der obere Punkt des Fußballs wird erfasst und seine Bewegung im zeitlichen Ablauf dargestellt.

7.2 Aortenklappe

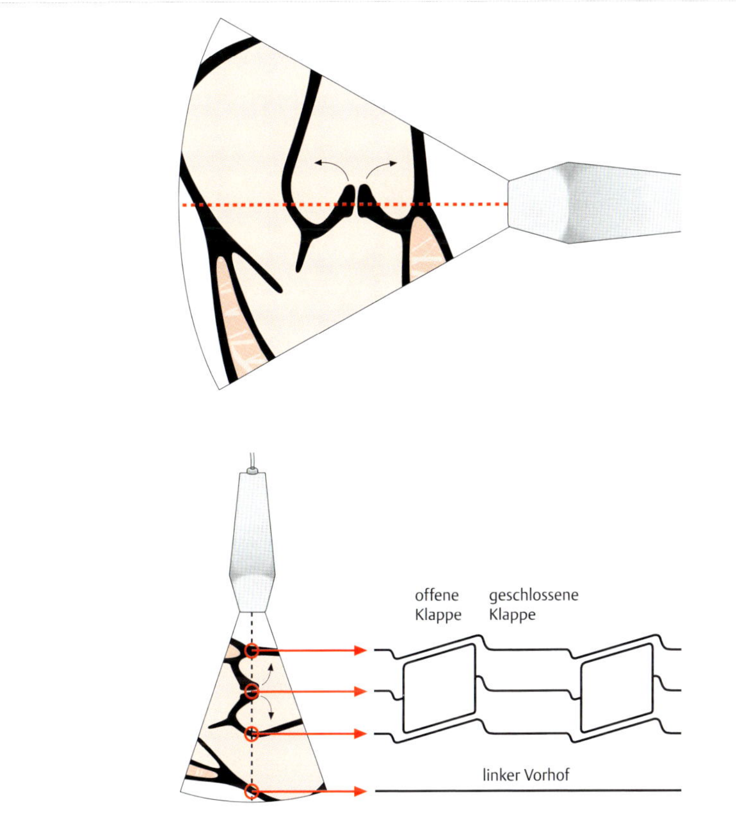

Abb. 7.2
Oben: Der M-Mode erfasst das charakteristische Echo der nichtkoronaren und linkskoronaren Aortenklappe, dahinter der linke Vorhof (parasternales Fenster).
Unten: Charakteristisches Parallelogramm der aortalen Klappenöffnung in der Systole, diastolisch erscheinen die Klappenränder als stark reflektierender Strich.

7.3 Mitralklappe

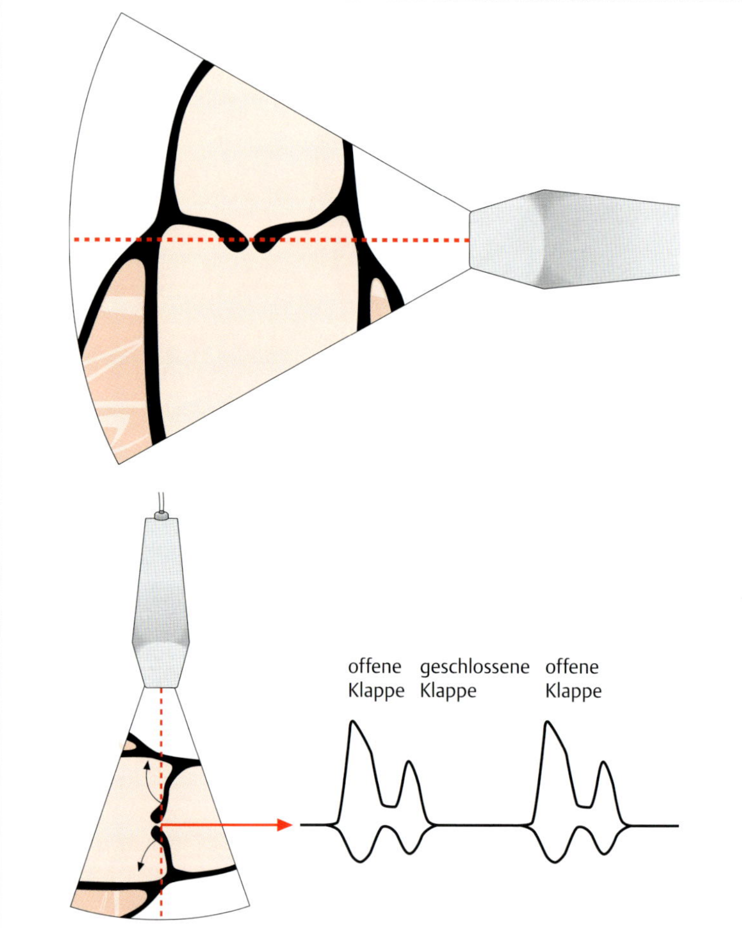

Abb. 7.3
Oben: Der Ultraschallstrahl zeichnet im parasternalen Fenster das typische biphasische Muster der mitralen Öffnungsbewegung auf (erste Welle: Ventrikelrelaxation, zweite Welle: Vorhofkontraktion.
Unten: Auf dem Monitor erscheinen oben das M-förmige Bewegungsmuster des vorderen Mitralsegels und unten das kleine W-förmige Muster des hinteren Segels.

7.4 Linker Ventrikel

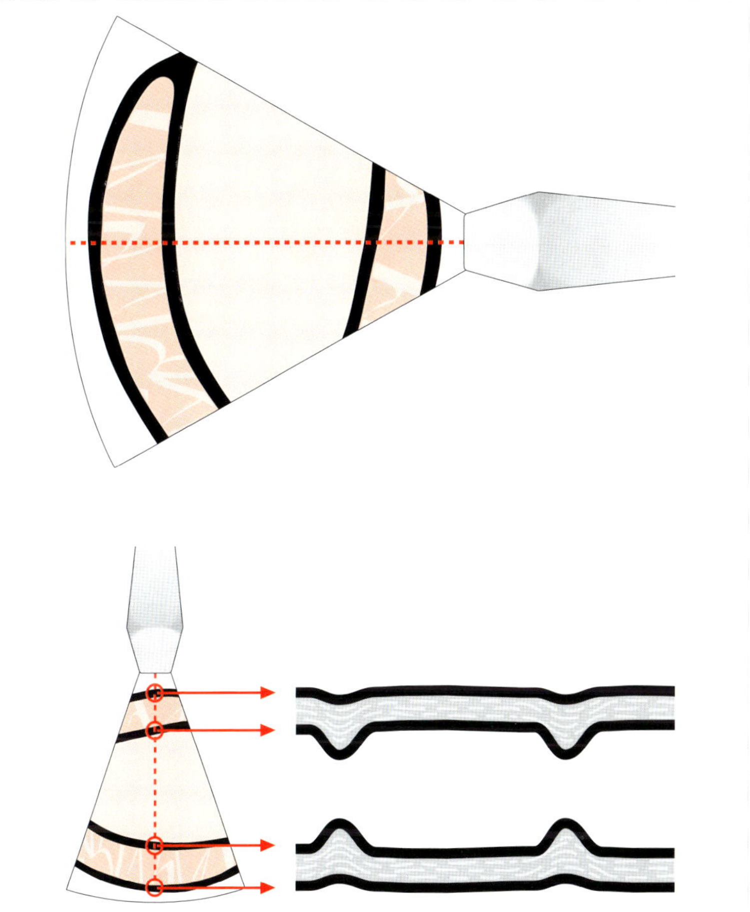

Abb. 7.4
Oben: Im parasternalen Fenster werden die Ventrikeldiameter sowie die Wanddicken erfasst.
Unten: Systolisch zeigt sich die typische Verdickung sowie Einwärtsbewegung des Myokards.

8 Doppler

II

8.1 Dopplereffekt

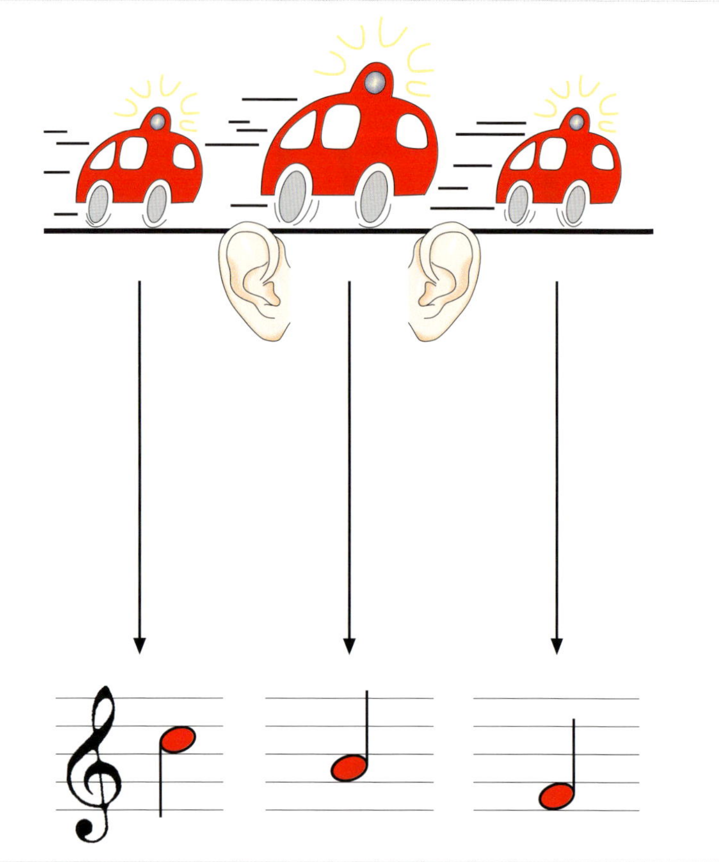

Abb. 8.1 Der Dopplereffekt ist die Frequenzänderung bei sich bewegender Schallquelle. Der Ton des herannahenden Rettungswagens wird höher wahrgenommen, als der Ton des sich entfernenden Wagens. Anhand der Frequenzverschiebung kann man die Geschwindigkeit berechnen.

8.2 Darstellung der Blutströmung

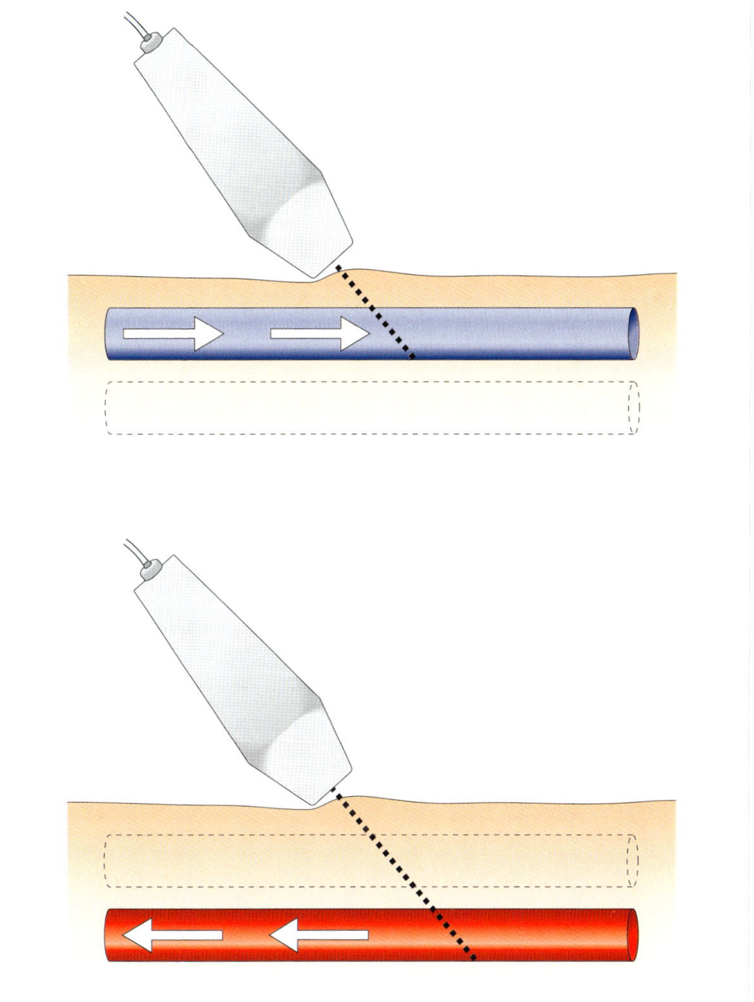

Abb. 8.2 Durch das Dopplerprinzip ist es möglich, Blutströmungen nicht nur hinsichtlich der Geschwindigkeit, sondern auch bezüglich der Strömungsrichtung darzustellen.

8.3 Darstellung von Dopplerspektren auf dem Bildschirm

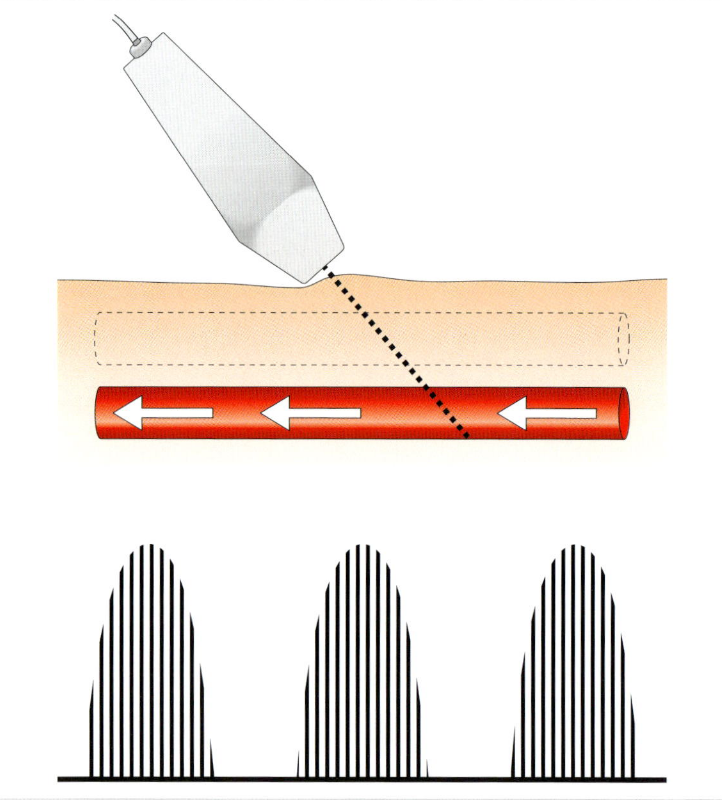

Abb. 8.3
Oben: Durch schräges Aufsetzen des Schallkopfes ist der Blutstrom auf den Schallkopf hin gerichtet.
Unten: Bewegungen auf den Schallkopf zu werden auf dem Monitor oberhalb der Nulllinie dargestellt.

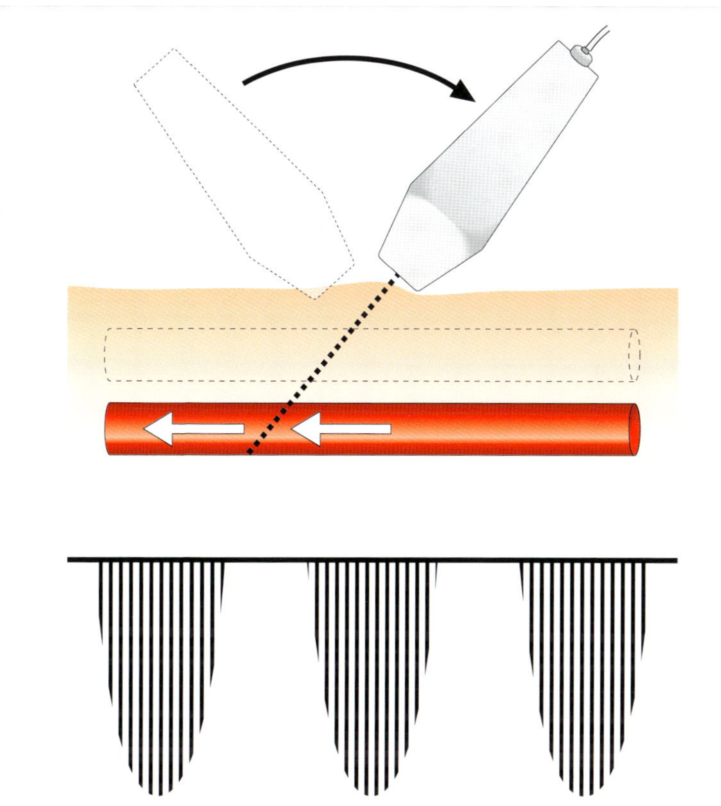

Abb. 8.4
Oben: Durch Kippen des Schallkopfes in die entgegengesetzte Richtung erfasst das Dopplersignal die vom Schallkopf weg gerichtete Blutströmung.
Unten: Bewegungen vom Schallkopf weg werden auf dem Monitor unterhalb der Nulllinie dargestellt.

8.4 Continuous Wave (cw-) Doppler

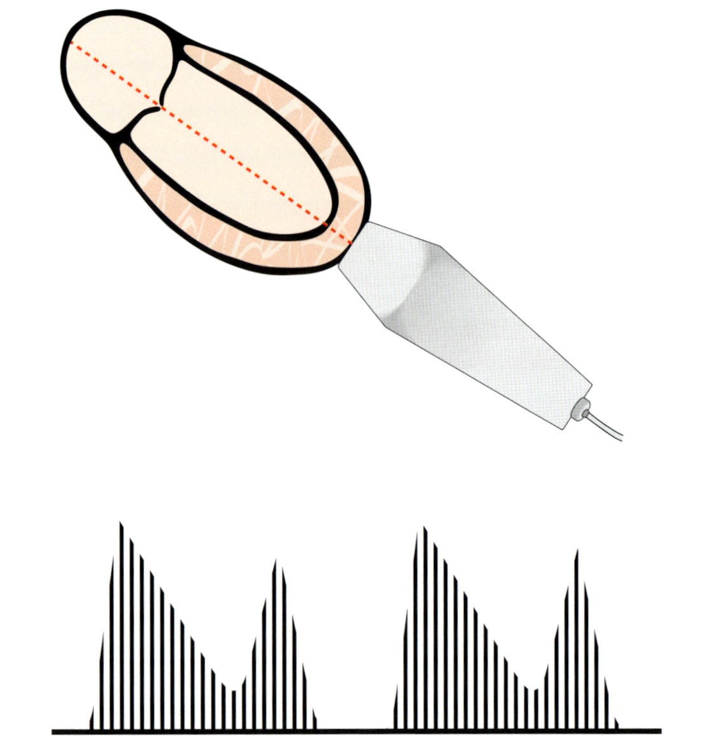

Abb. 8.5
Oben: Der cw-Doppler erfasst alle Dopplerimpulse auf einem eindimensionalen Schallstrahl.
Unten: cw-Doppler des transmitralen Flusses: Der Einstrom in den linken Ventrikel ist auf den Schallkopf gerichtet, daher oberhalb der Nulllinie dargestellt.

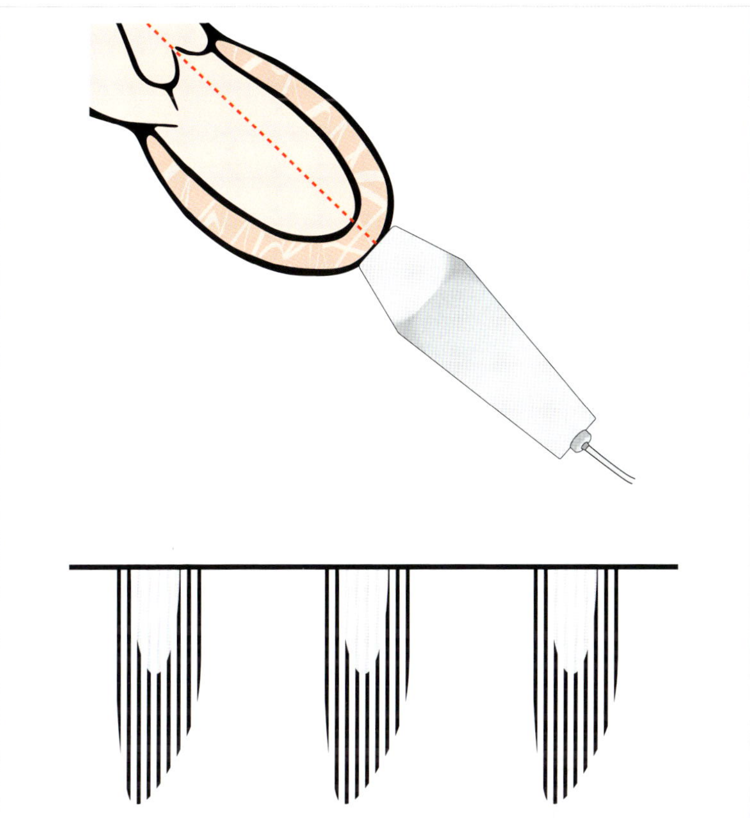

Abb. 8.6
Oben: Aortaler Ausstrom im apikalen Dreikammerblick.
Unten: Der Fluss ist vom Schallkopf weg gerichtet und stellt sich daher unterhalb der Nulllinie dar.

8.5 Gepulster (pw-) Doppler

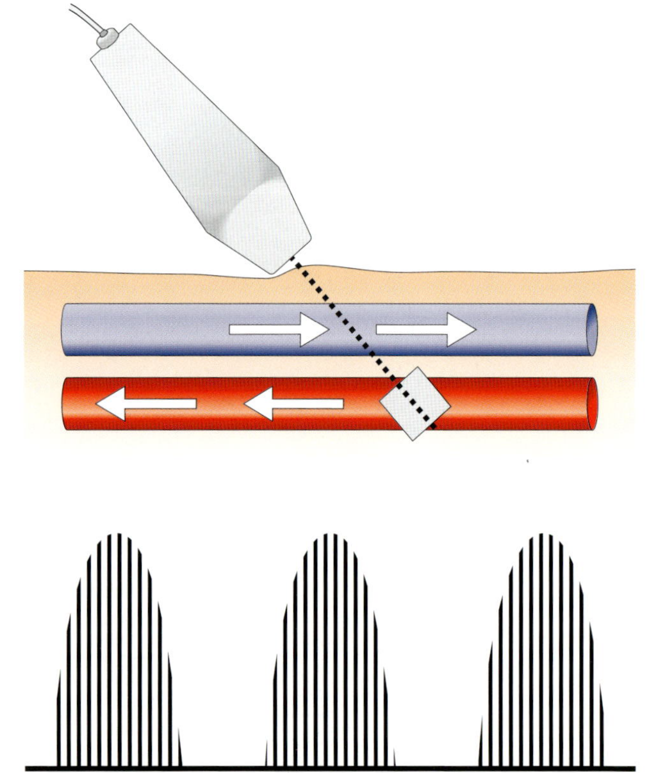

Abb. 8.7
Oben: Der gepulste Doppler ermöglicht die Darstellung von Geschwindigkeiten in einem wählbaren Fenster.
Unten: Wie beim cw-Doppler wird die Strömung auf den Schallkopf zu oberhalb der Nulllinie dargestellt.

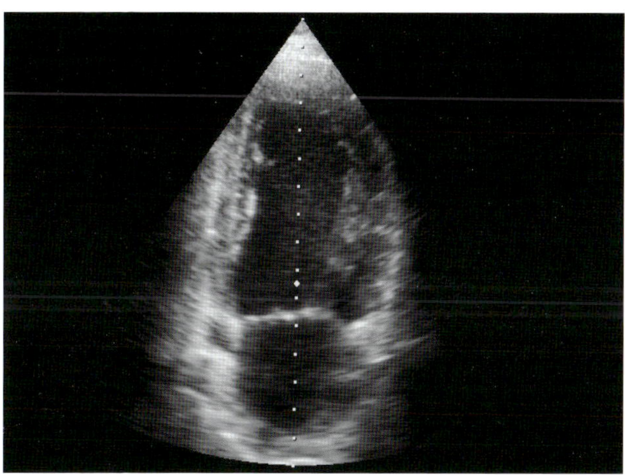

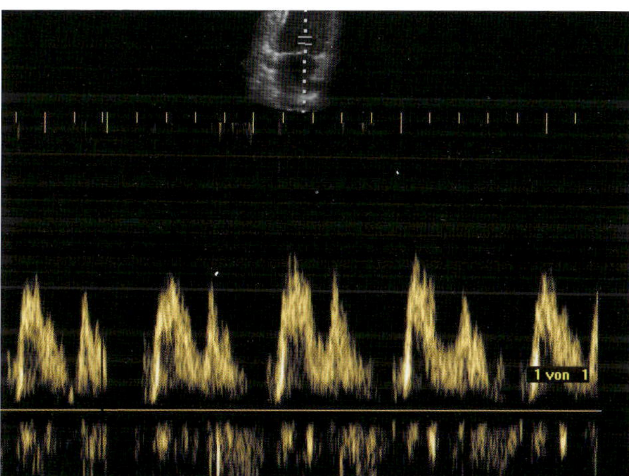

Abb. 8.8
Oben: Der gepulste Doppler eignet sich zur Ableitung des transmitralen Einstroms im apikalen Zweikammerblick.
Unten: Das Dopplerspektrum zeigt das typische M-förmige Einstromprofil des transmitralen Flusses.

8.6 Prinzip des Farbdopplers

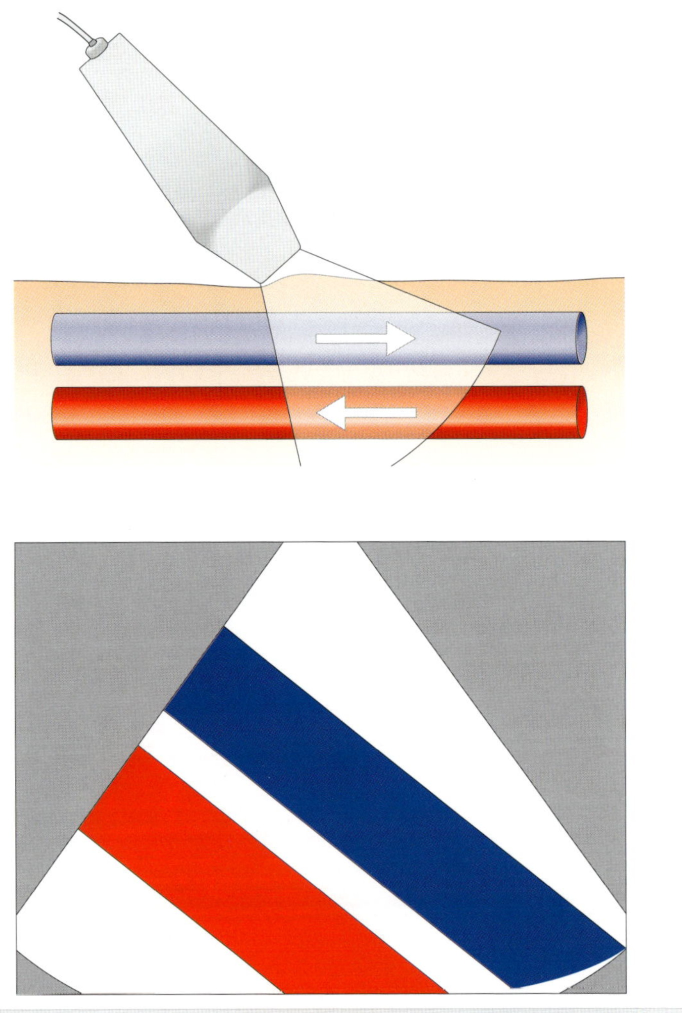

Abb. 8.9 Der Farbdoppler stellt alle Flüsse in einem wählbaren Sektor dar. Flüsse auf den Schallkopf zu werden rot kodiert, Flüsse vom Schallkopf weg sind blau kodiert.

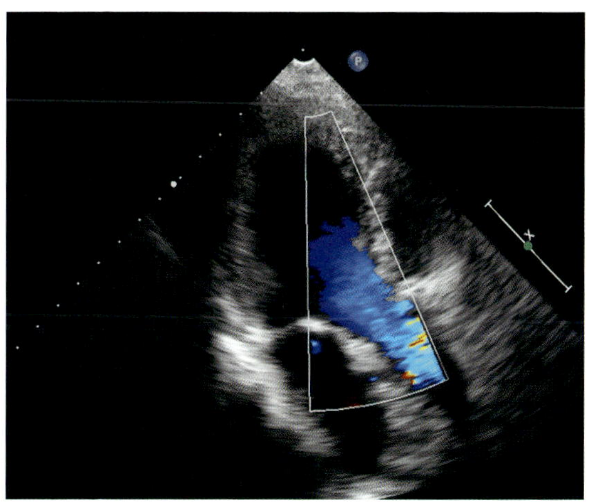

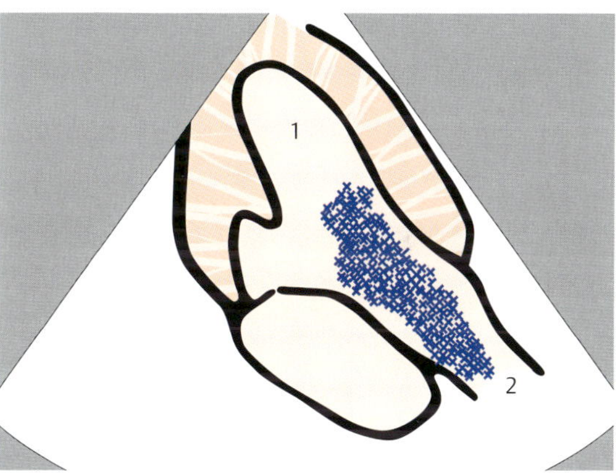

Abb. 8.10 In einem wählbaren Segment des zweidimensionalen Bildes werden alle Flüsse analysiert und farblich dargestellt. Der Farbdoppler zeigt in Echtzeit den linksventrikulären Ausstrom, der Fluss ist vom Schallkopf weg gerichtet und somit blau kodiert.

8.7 Aliasing

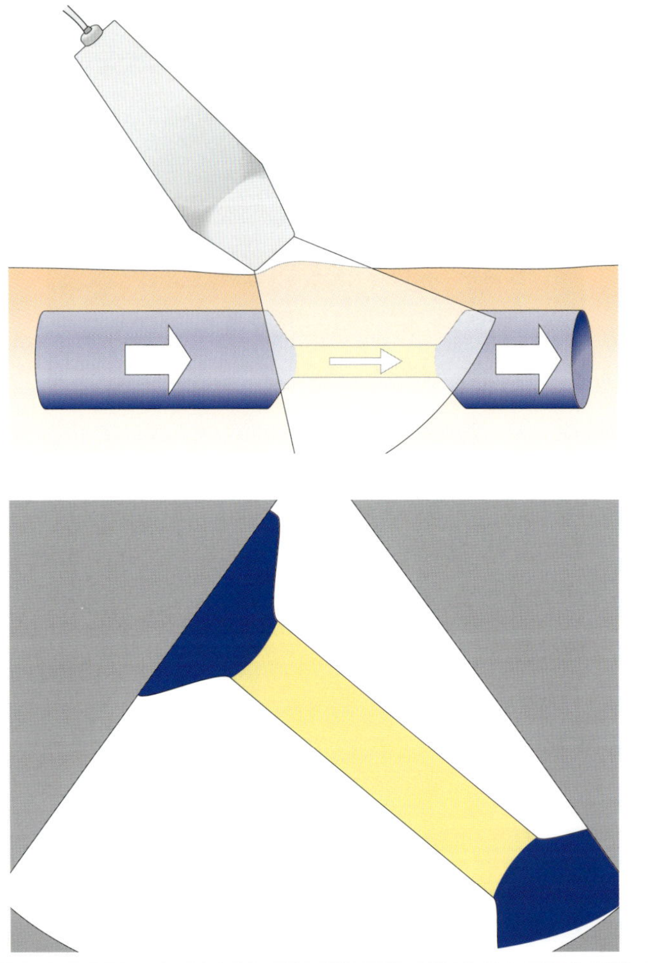

Abb. 8.11
Oben: Bei höheren Flussgeschwindigkeiten (meist über 1 m/s) erfolgt eine gelb-weiße Kodierung, die Flussrichtung wird allerdings nicht differenziert.
Unten: In einer Gefäßengstelle besteht eine Flussbeschleunigung, die sich gelb-weiß darstellt.

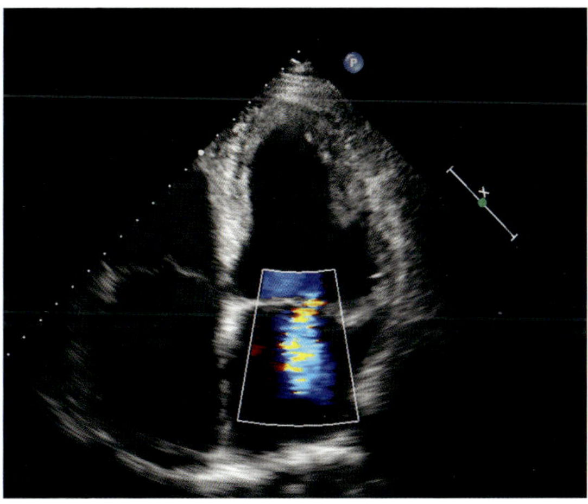

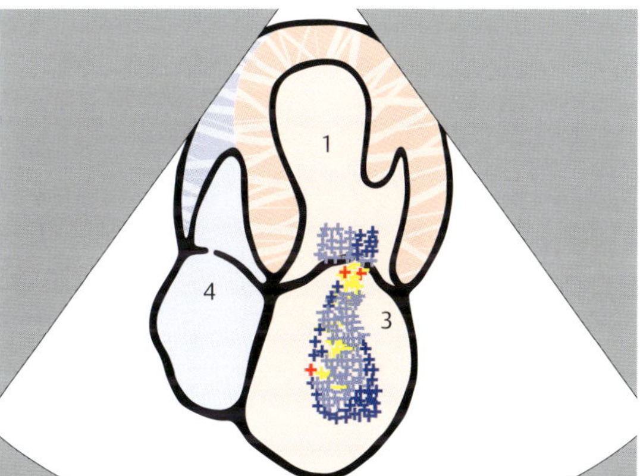

Abb. 8.12
Oben: Beispiel einer Mitralinsuffizienz im apikalen Vierkammerblick: in der Systole tritt ein Rückfluss über der insuffizierten Klappe auf.
Unten: Entsprechend der Druckdifferenz zwischen linkem Ventrikel und linkem Vorhof beträgt die Geschwindigkeit über 4 m/s und ist somit gelb-weiß kodiert.

8.8 Trikuspidalklappe im parasternalen kurzen Fenster

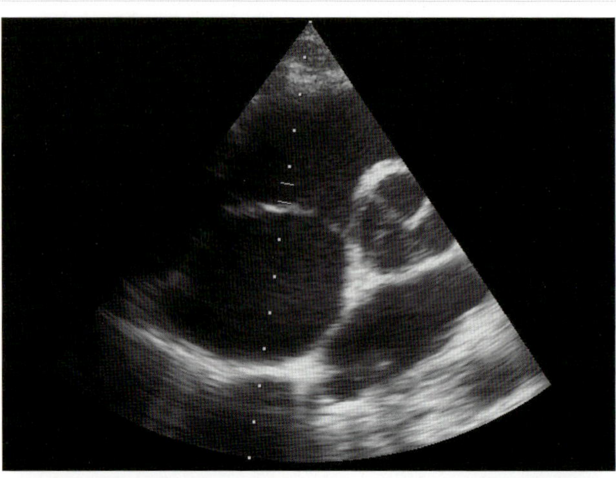

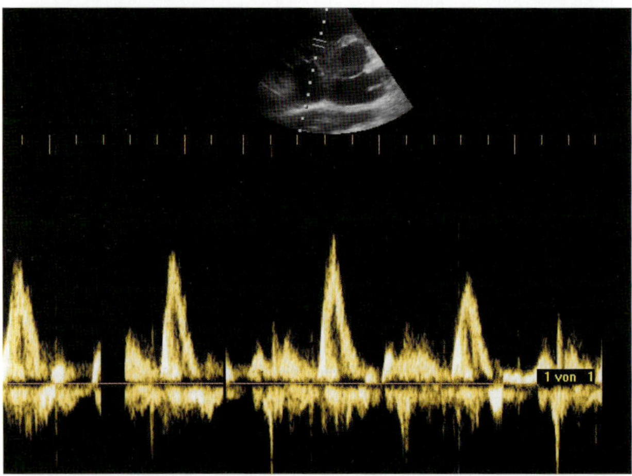

Abb. 8.13
Oben: Im parasternalen kurzen Fenster kann man den pw-Doppler über der Trikuspidalklappe positionieren.
Unten: Das Dopplerspektrum zeigt ein biphasisches, M-förmiges Einstromprofil.

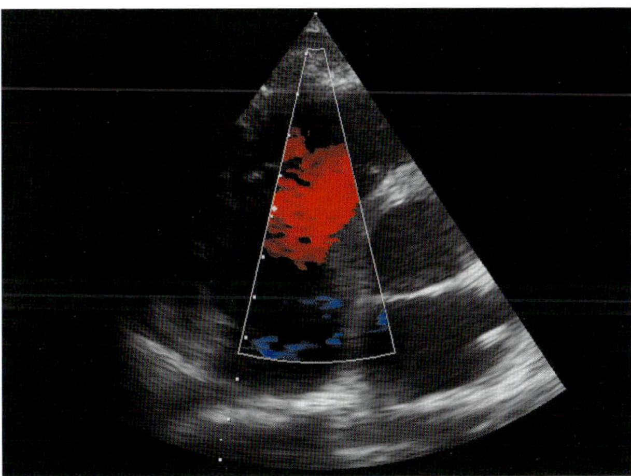

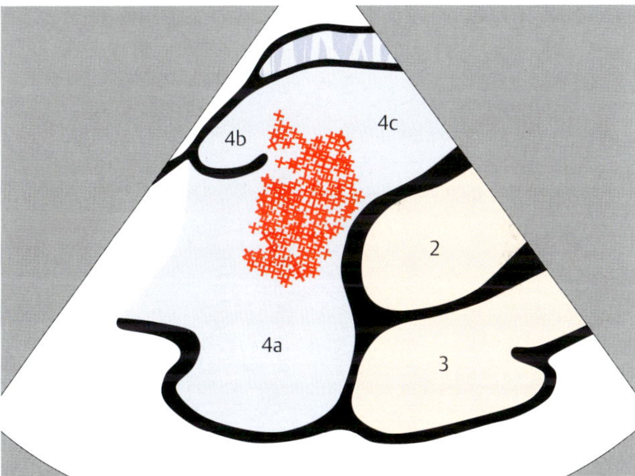

Abb. 8.14 Der trikuspidale Einstrom lässt sich auch im Farbdoppler abbilden (parasternales kurzes Fenster). Der auf den Schallkopf zu gerichtete Einstrom in den rechten Ventrikel ist rot kodiert.

8.9 Pulmonalklappe im parasternalen kurzen Fenster

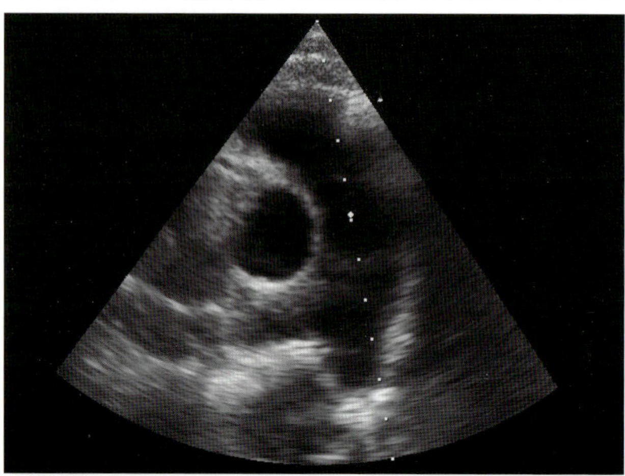

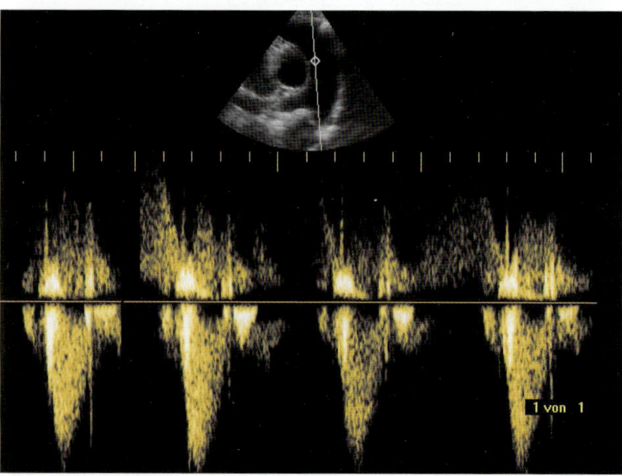

Abb. 8.15
Oben: In der parasternalen Achse kann man den cw-Doppler in die Pulmonalarterie legen.
Unten: Der vom Schallkopf weg gerichtete Fluss zeigt sich V-förmig unterhalb der Nulllinie.

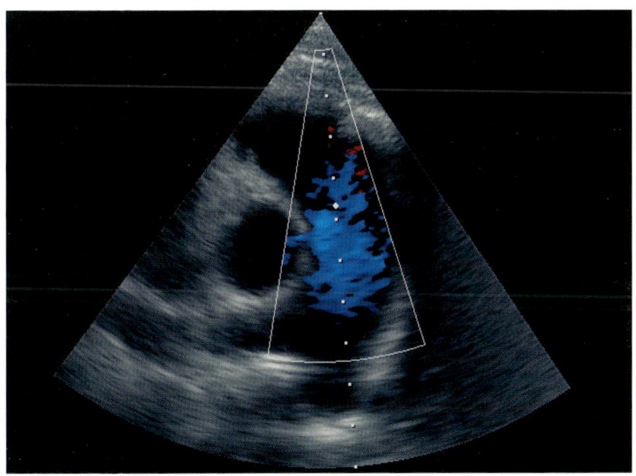

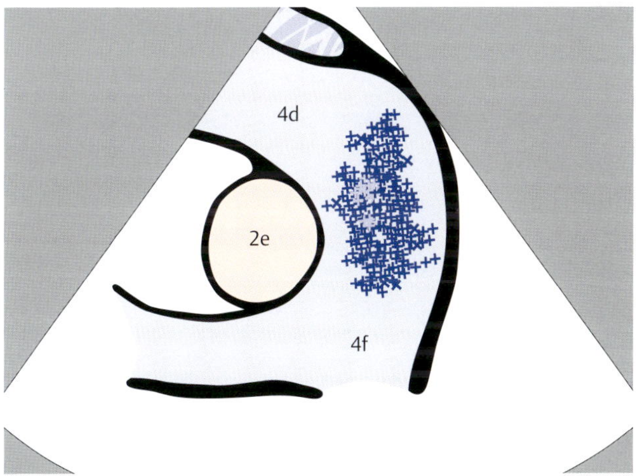

Abb. 8.16
Oben: Der pulmonale Ausstrom bis hin in die Aufzweigung der Pulmonalarterien ist meist nur bei jungen Patienten vollständig darstellbar.
Unten: Der vom Schallkopf weg gerichtete Fluss zeigt sich blau kodiert.

8.10 Mitralklappe im apikalen Zweikammerblick

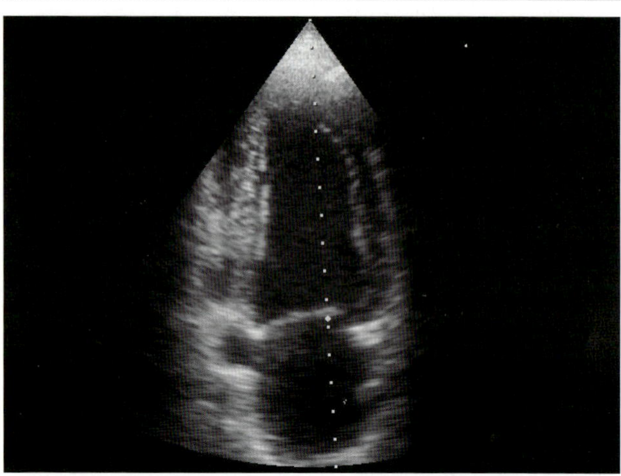

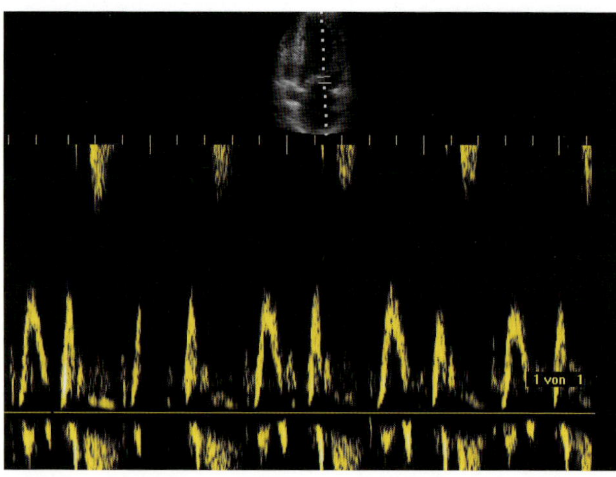

Abb. 8.17
Oben: Das Messtor des pw-Dopplers wird in Höhe der Mitralklappenränder positioniert. Unten: Das Dopplerspektrum zeigt das typische M-förmige Profil des mitralen Einstroms.

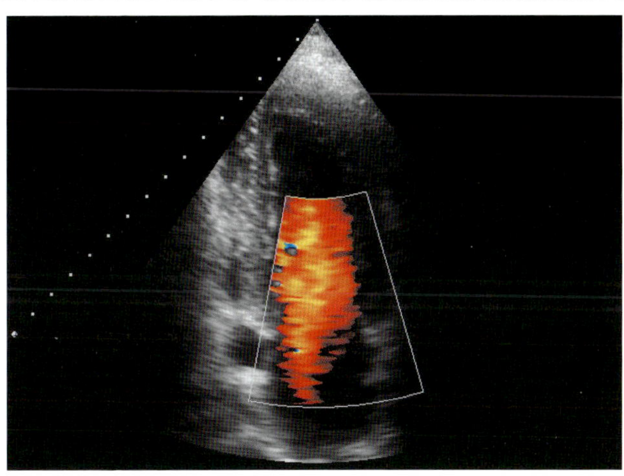

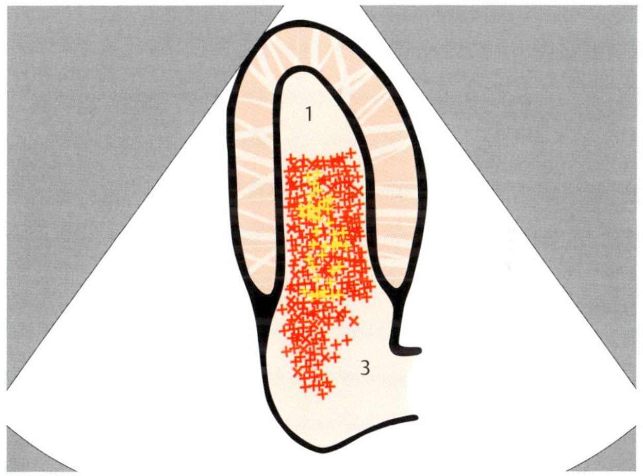

Abb. 8.18
Oben: Der Farbdoppler zeigt den breiten mitralen Einstrom in den linken Ventrikel.
Unten: Der auf den Schallkopf zu gerichtete Fluss ist rot kodiert.

8.11 Aortenklappe im apikalen Dreikammerblick

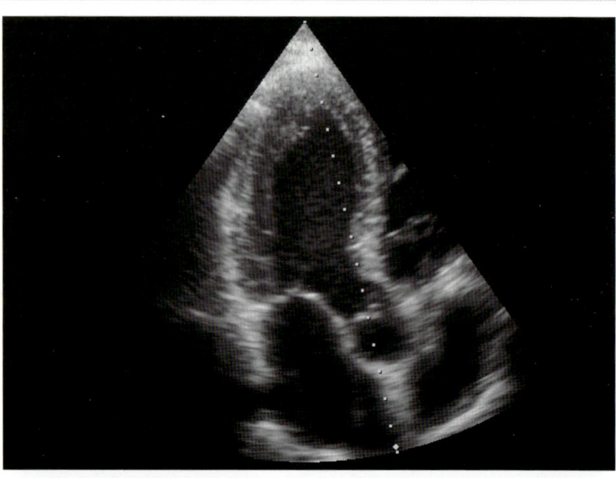

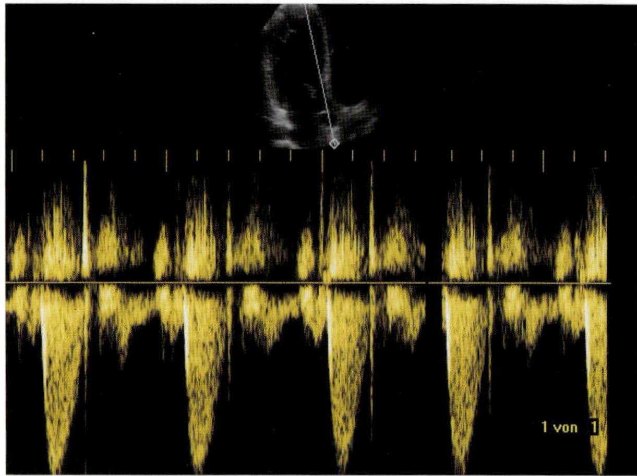

Abb. 8.19
Oben: Im apikalen Dreikammerblick lässt sich der cw-Doppler durch den linksventrikulären Ausstromtrakt legen.
Unten: Der vom Schallkopf weg gerichtete Fluss zeigt ein V-förmiges Profil, vergleichbar mit dem über der Pulmonalklappe.

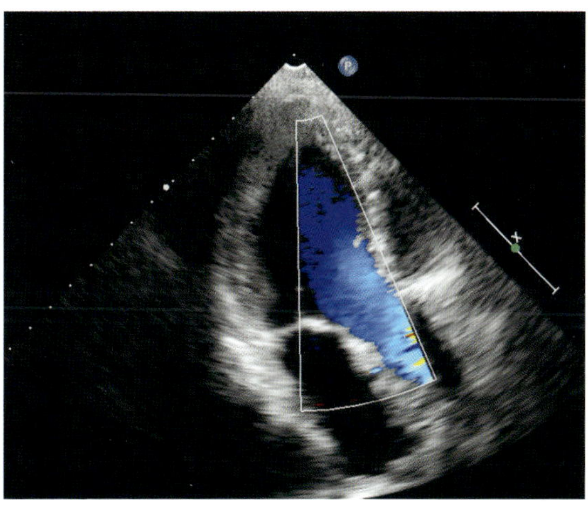

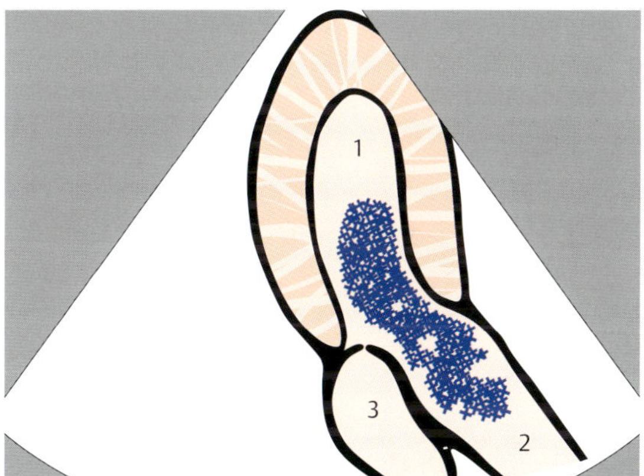

Abb. 8.20
Oben: Im Farbdoppler zeigt sich der Ausstrom aus dem Ventrikel bis in die Aorta ascendens.
Unten: Umschriebene Flussbeschleunigungen mit gelber Kodierung müssen nicht Ausdruck einer relevanten Aortenstenose sein.

8.12 Trikuspidalklappe im apikalen Vierkammerblick

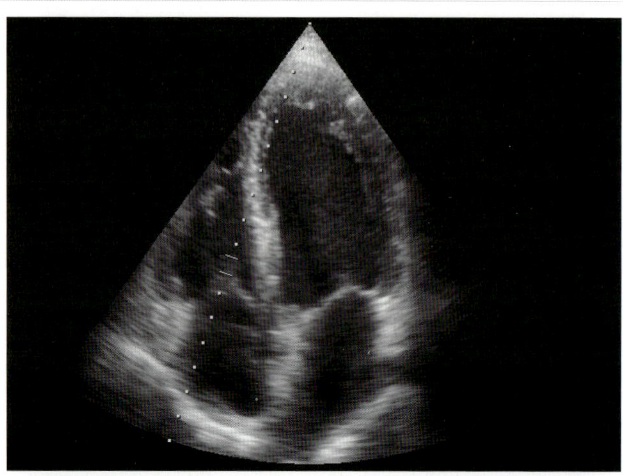

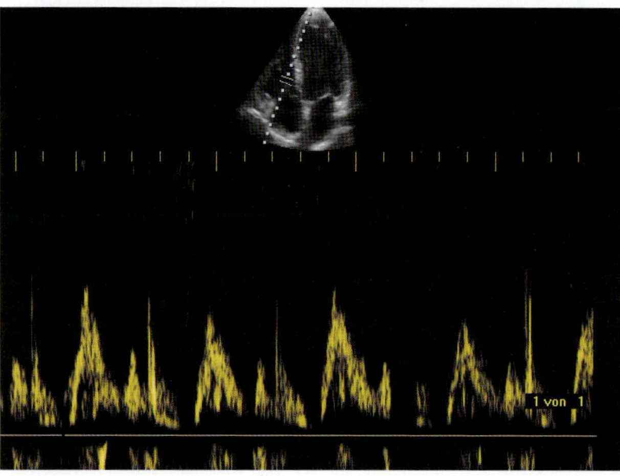

Abb. 8.21
Oben: Der trikuspidale Einstrom lässt sich, wenn parasternal nicht gut sichtbar, auch im apikalen Vierkammerblick ableiten.
Unten: Das Dopplerspektrum zeigt das biphasische, oberhalb der Nulllinie aufgezeichnete Profil.

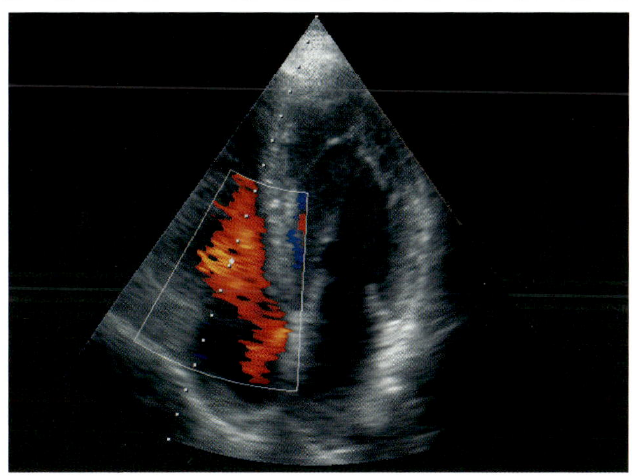

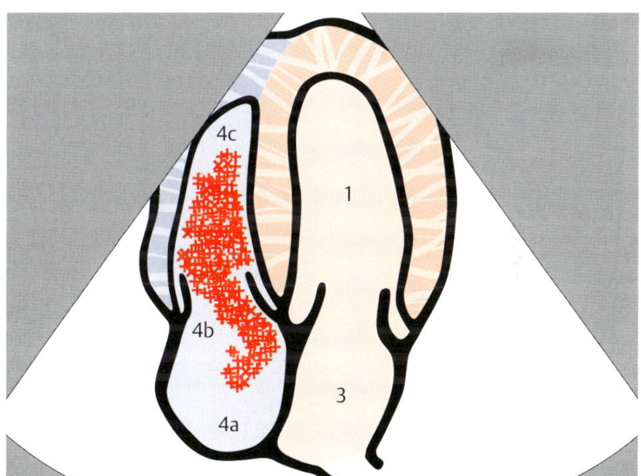

Abb. 8.22
Oben: Die rechtskardialen Flüsse stellen sich im Farbdoppler weniger kräftig als die linkskardialen dar.
Unten: Der auf den Schallkopf zu gerichtete trikuspidale Einstrom ist rot kodiert.

8.13 Aortenklappe im apikalen Fünfkammerblick

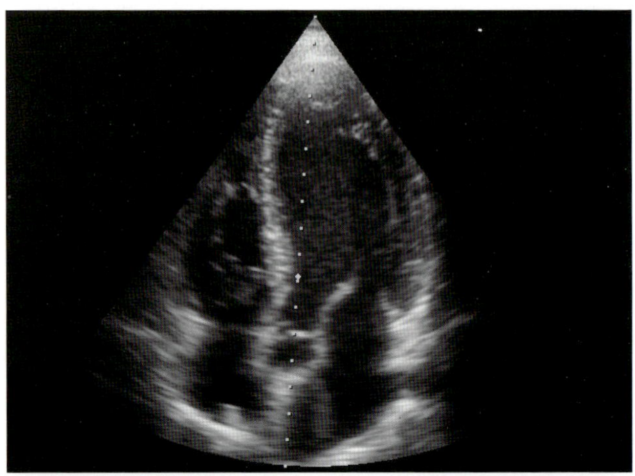

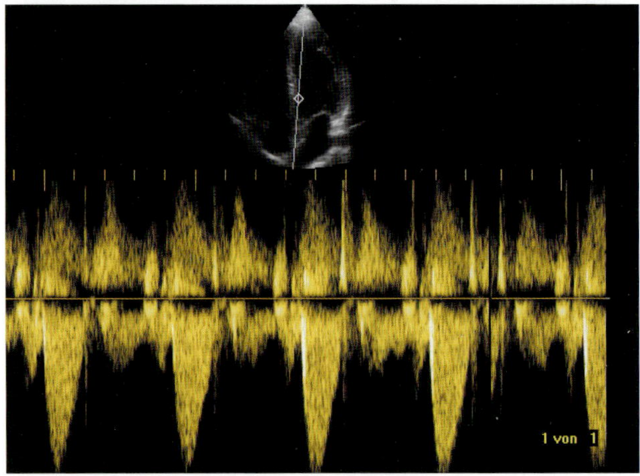

Abb. 8.23
Oben: Neben der Darstellung im apikalen Dreikammerblick lässt sich der aortale Ausstrom auch im Fünfkammerblick abbilden.
Unten: Das V-förmige Flussprofil unterscheidet sich nicht von dem Dopplerspektrum in der Dreikammerperspektive.

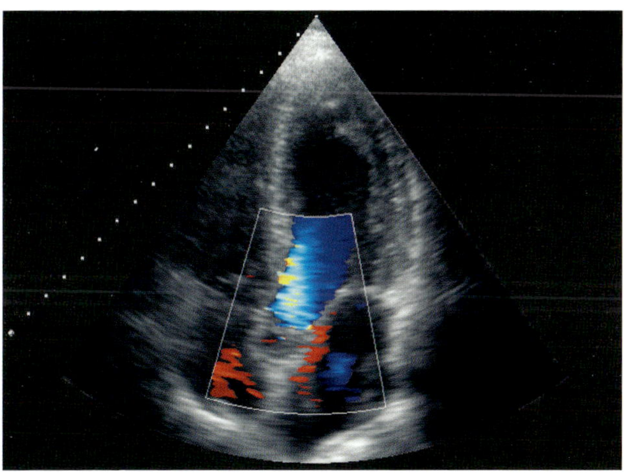

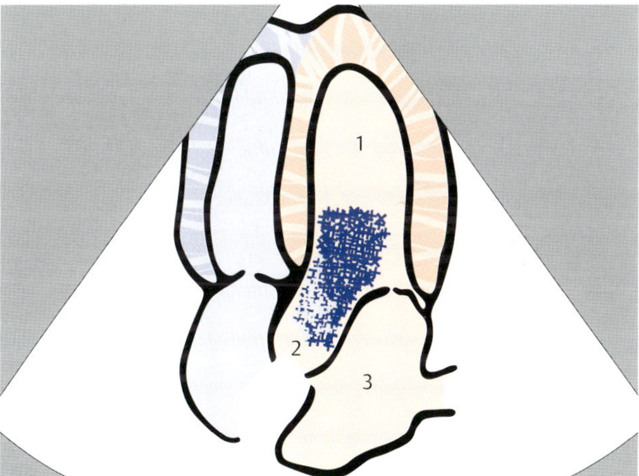

Abb. 8.24
Oben: Der Farbsektor zeigt den blau kodierten Fluss in der linksventrikulären Ausstrombahn.
Unten: Die Aorta ascendens ist im Fünfkammerblick meist nicht einsehbar, hierfür ist der Dreikammerblick besser geeignet.

8.14 Aorta im suprasternalen Fenster

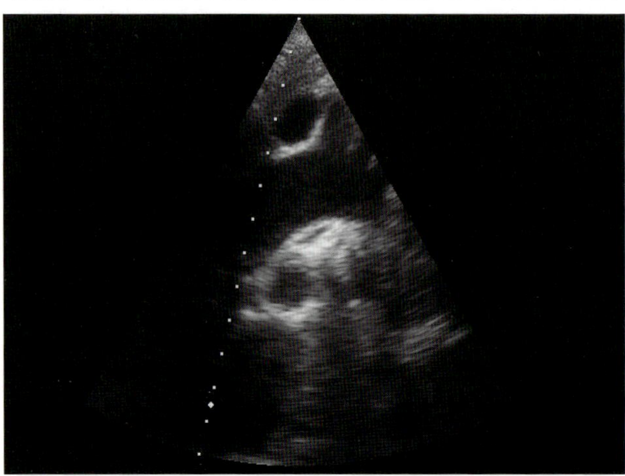

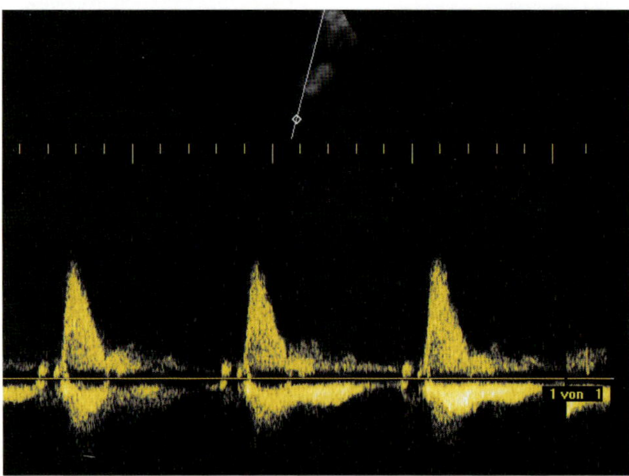

Abb. 8.25
Oben: Der cw-Doppler lässt sich von suprasternal in die Aorta ascendens legen.
Unten: Der auf den Schallkopf zu gerichtete Fluss stellt sich oberhalb der Nulllinie dar.

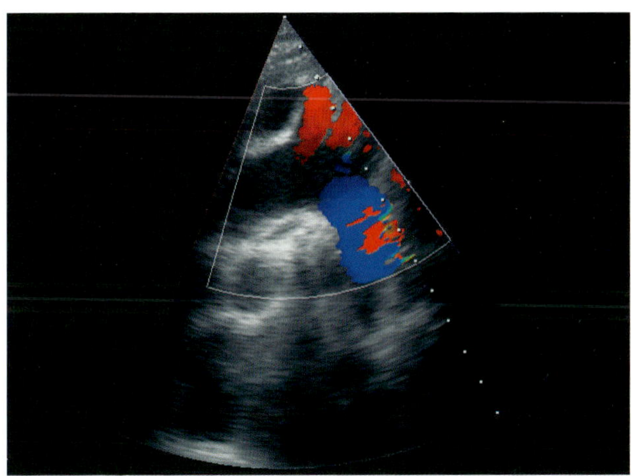

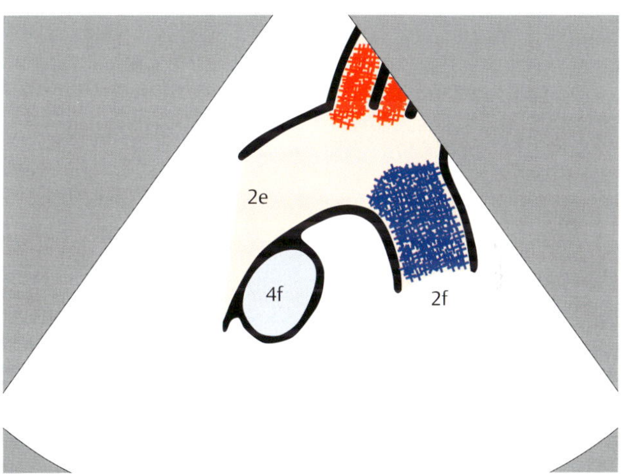

Abb. 8.26
Oben: Der Farbdoppler des Arcus aortae kann zur Abklärung einer Subklavia- oder Aortenisthmusstenose eingesetzt werden.
Unten: Der vom Schallkopf weg gerichtete Fluss in der Aorta descendens ist blau kodiert, die supraaortalen Äste erscheinen mit rotem Fluss.

II

8.15 Vorhöfe im subxiphoidalen Fenster

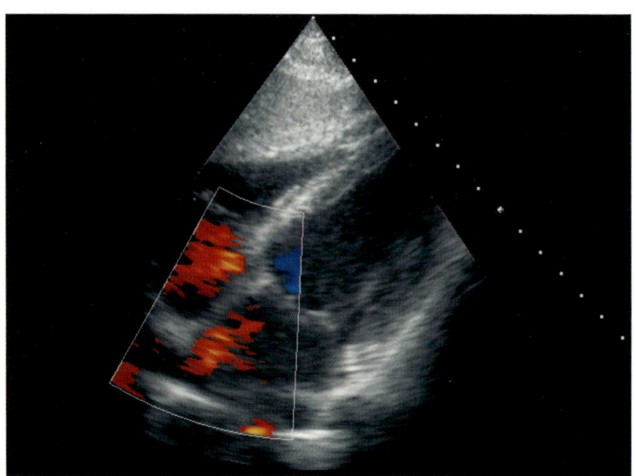

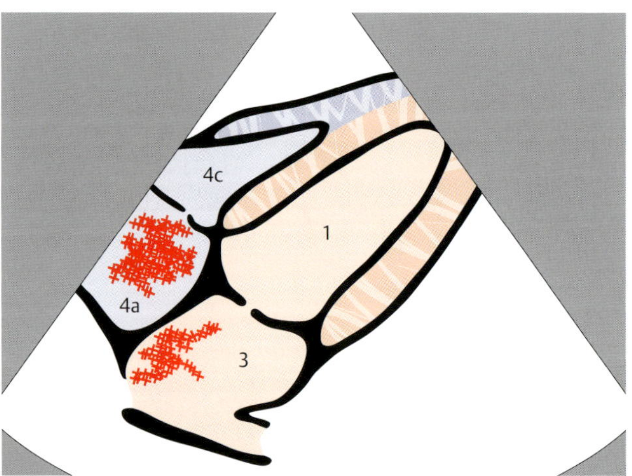

Abb. 8.27
Oben: Im Farbdoppler lassen sich die Flussverhältnisse in den Vorhöfen hier meist besser darstellen als im apikalen Vierkammerblick.
Unten: In dieser Ebene lässt sich zudem das Vorhofseptum gut abgrenzen.

8.16 Mitralklappe im subxiphoidalen Fenster

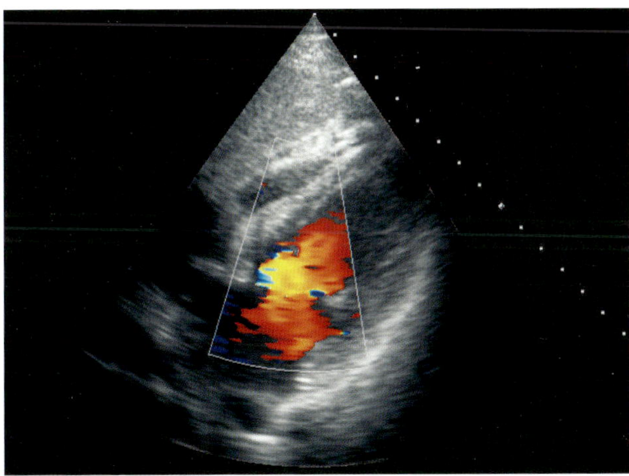

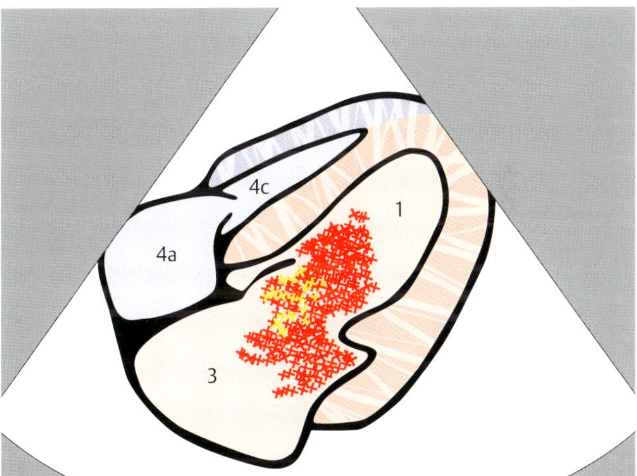

Abb. 8.28
Oben: Der transmitrale Einstrom erscheint rot kodiert.
Unten: Umschriebene Flussbeschleunigungen mit gelber Kodierung können auch bei normaler Mitralklappe auftreten.

Teil III

Krankheitsbilder

9 Klappenfehler

9.1 Aortenstenose

9.1.1 Aortenstenose, allgemein

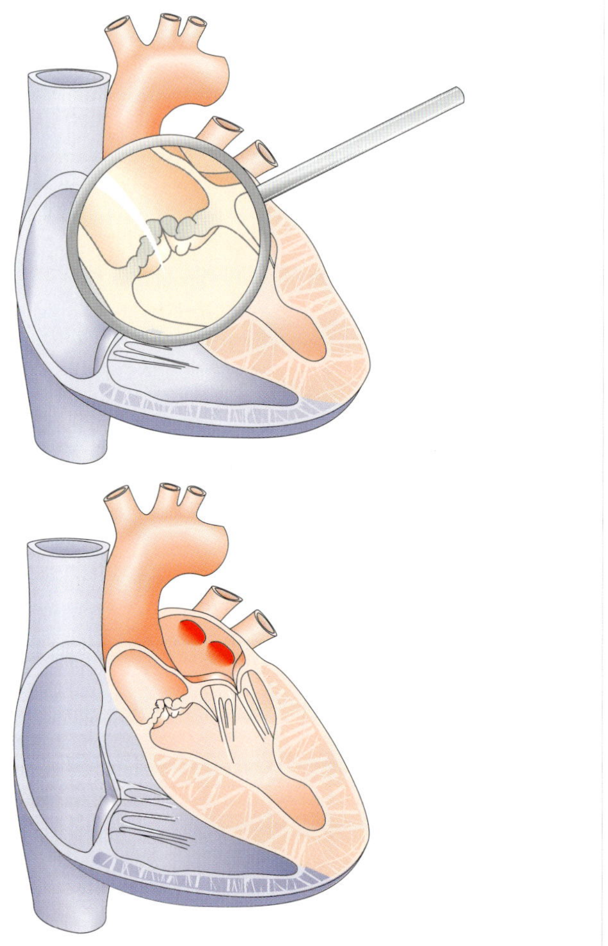

Abb. 9.1
Oben: Verkalkte Taschenklappen bei Aortenstenose.
Unten: Die Druckbelastung führt zur konzentrischen linksventrikulären Hypertrophie.

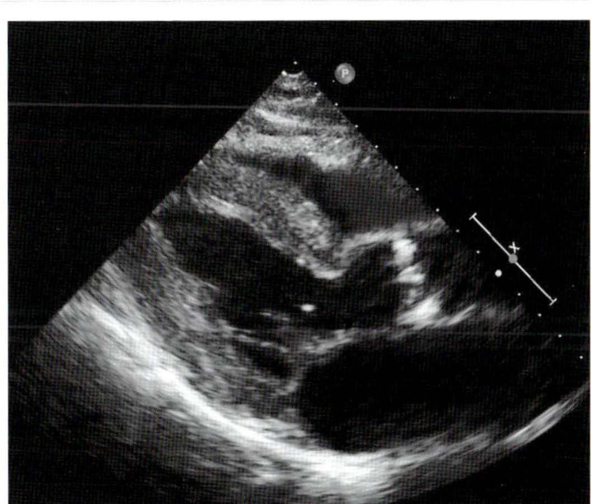

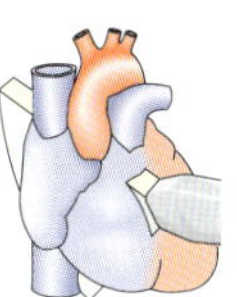

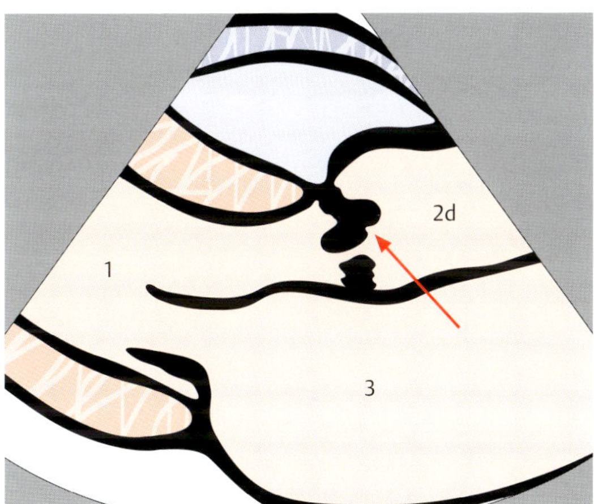

Abb. 9.2 Im parasternalen kurzen Fenster sieht man die reduzierte Öffnungsbewegung besonders gut, wobei die Separation keinen Rückschluss auf den Grad der Stenosierung zulässt.

M-Mode

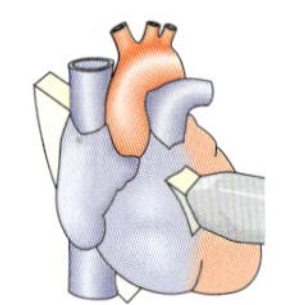

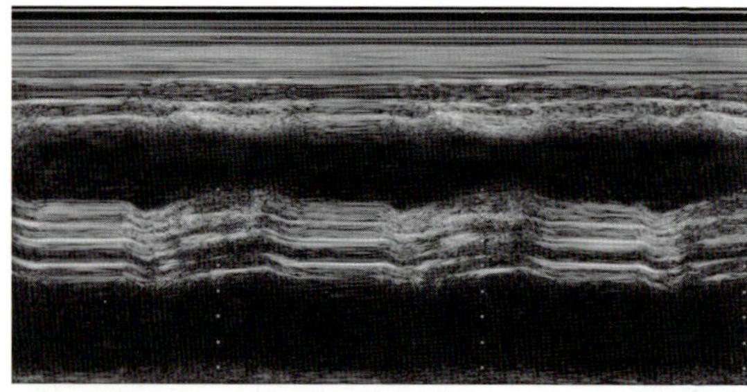

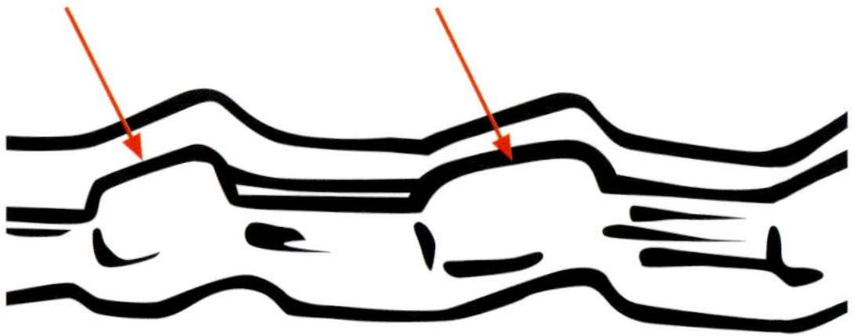

Abb. 9.3 Der M-Mode durch die Aortenklappe zeigt echodichte bandförmige Reflexe des verkalkten Klappenapparates mit reduzierter Öffnungsbewegung. Die Separation ist eingeschränkt darstellbar und sagt nichts über den Schweregrad der Aortenstenose aus.

Doppler

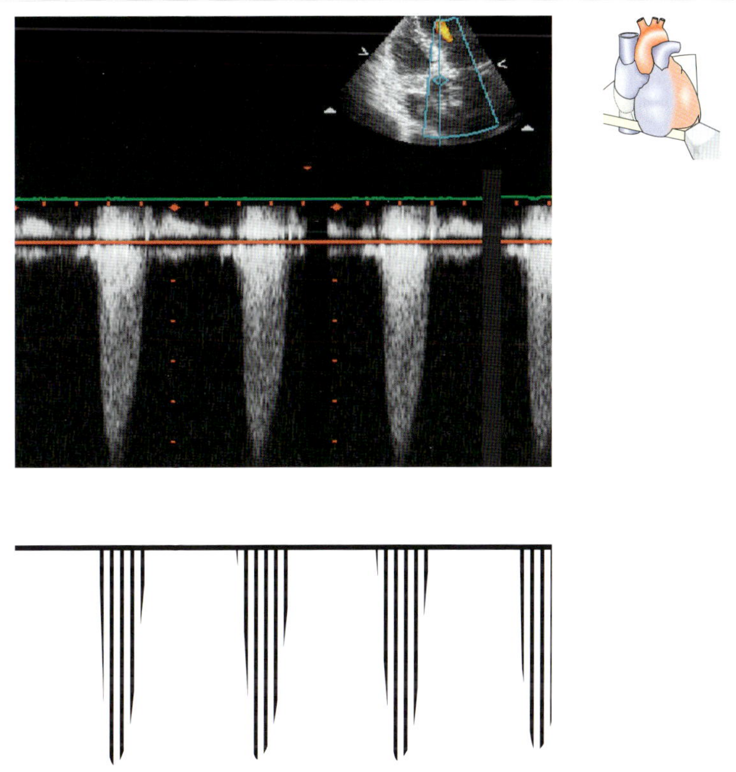

Abb. 9.4 Der beschleunigte Ausstrom über der Aortenklappe zeigt im cw-Doppler ein V-förmiges Flussprofil mit erhöhten Geschwindigkeiten. Die gemessenen Geschwindigkeiten werden zur Quantifizierung benutzt, vorzugsweise unter Einbeziehung des Schlagvolumens.

III

Farbdoppler

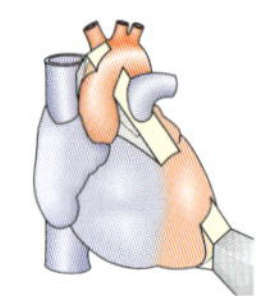

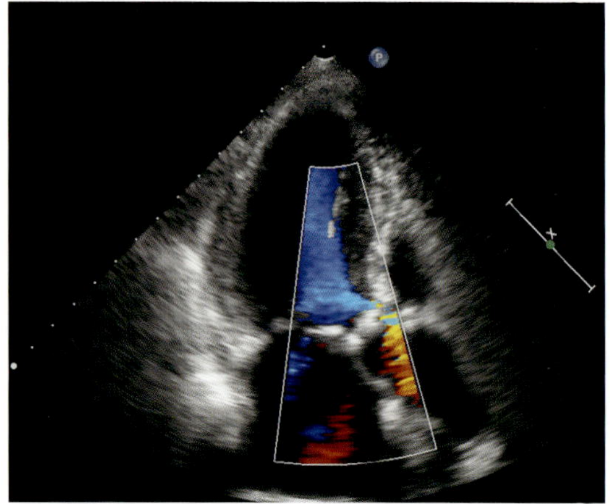

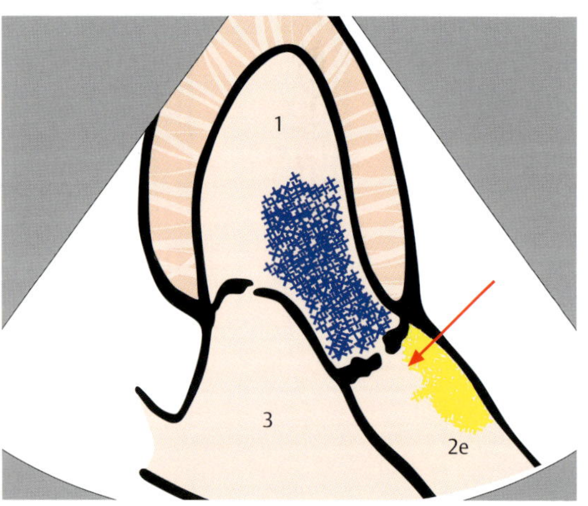

Abb. 9.5 Die stenosierte Aortenklappe führt zu einer Flussbeschleunigung mit entsprechendem Farbumschlag über der Klappe.

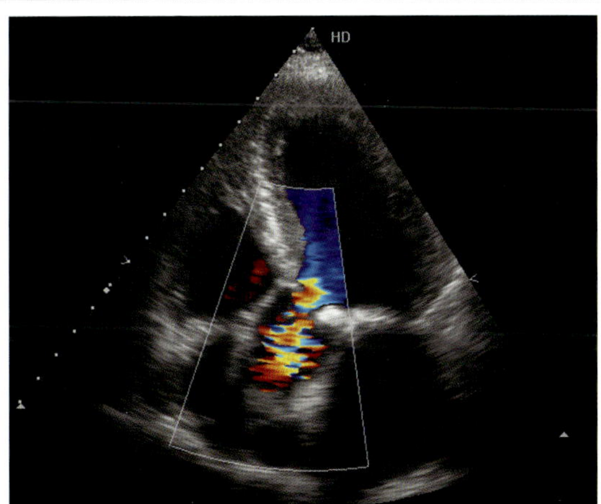

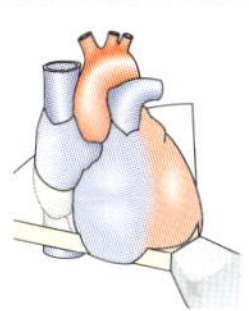

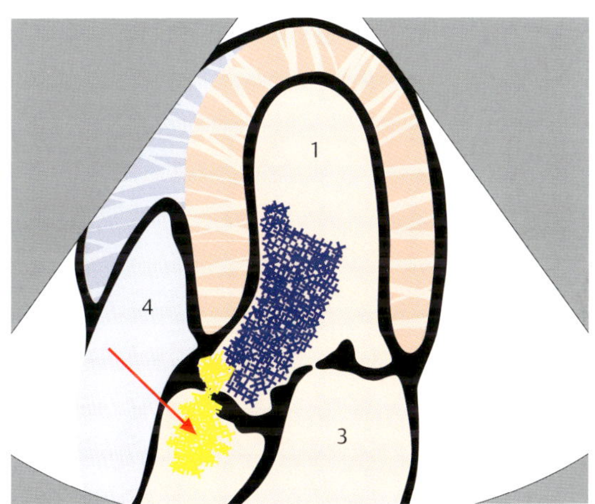

Abb. 9.6 Der beschleunigte Ausstrom über der Aortenklappe lässt sich auch gut im apikalen Fünfkammerblick nachweisen.

9.1.2 Mittelgradige Aortenstenose

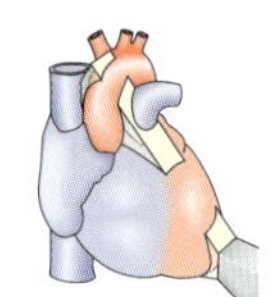

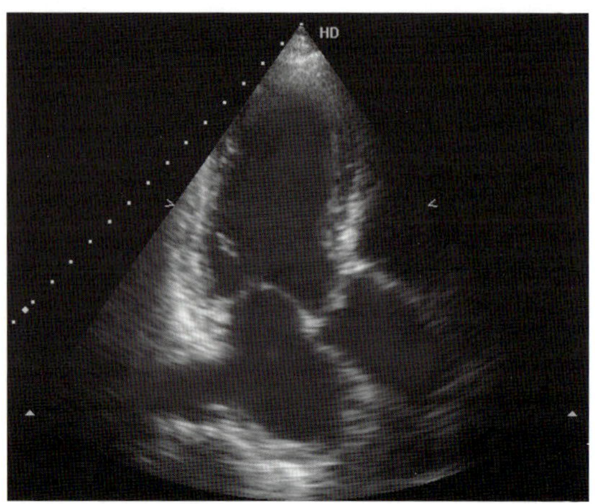

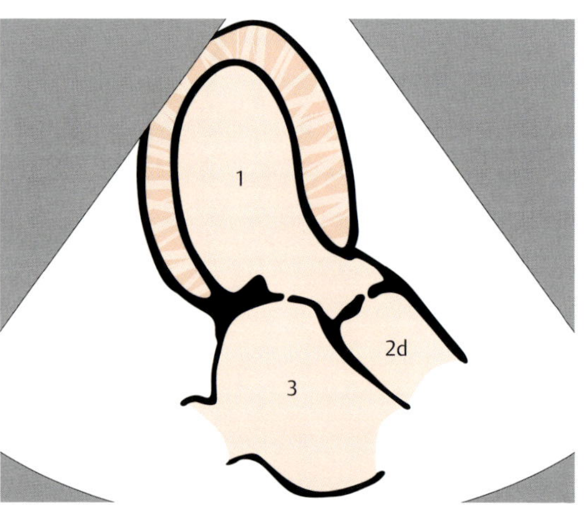

Abb. 9.7 Mäßig verkalkte Klappen bei mittelgradiger Aortenstenose. Der linke Ventrikel ist aufgrund des moderat erhöhten Druckgradienten nicht hypertrophiert.

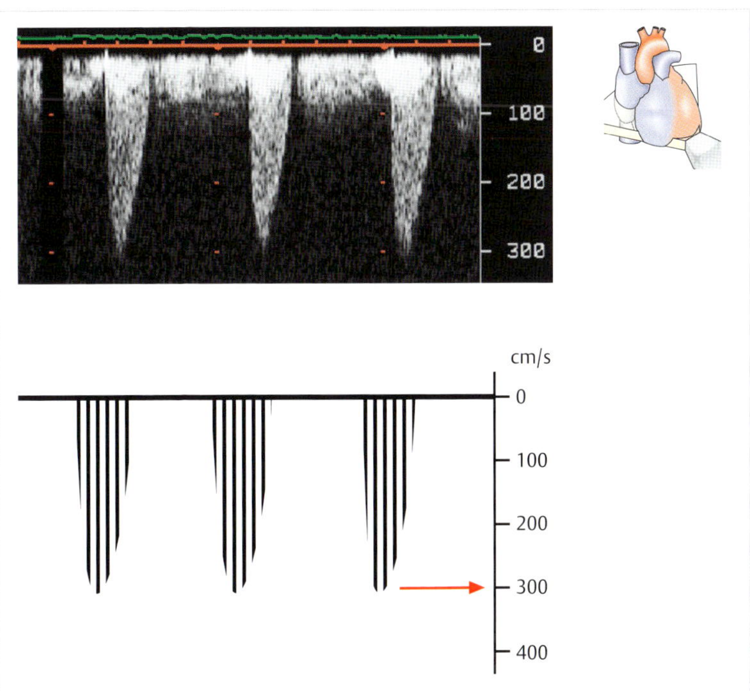

Abb. 9.8
Oben: Der cw-Doppler zeigt eine mäßige Flussbeschleunigung auf ca. 3 m/s.
Unten: Nach (rechnergestützter) Umrechnung ermittelt sich ein Maximalgradient von 36 mmHg.

9.1.3 Hochgradige Aortenstenose

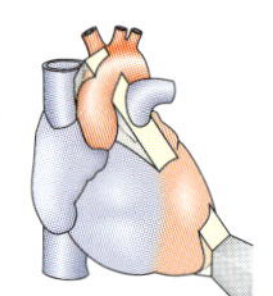

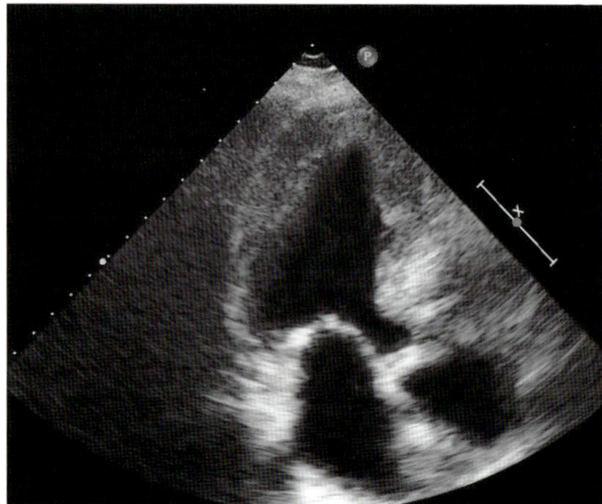

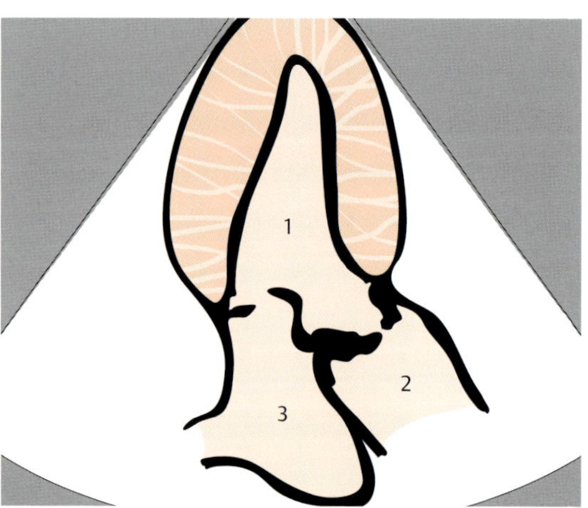

Abb. 9.9 Es besteht eine ausgeprägte Verkalkung der Aortenklappe. Der linke Ventrikel zeigt eine konzentrische linksventrikuläre Hypertrophie.

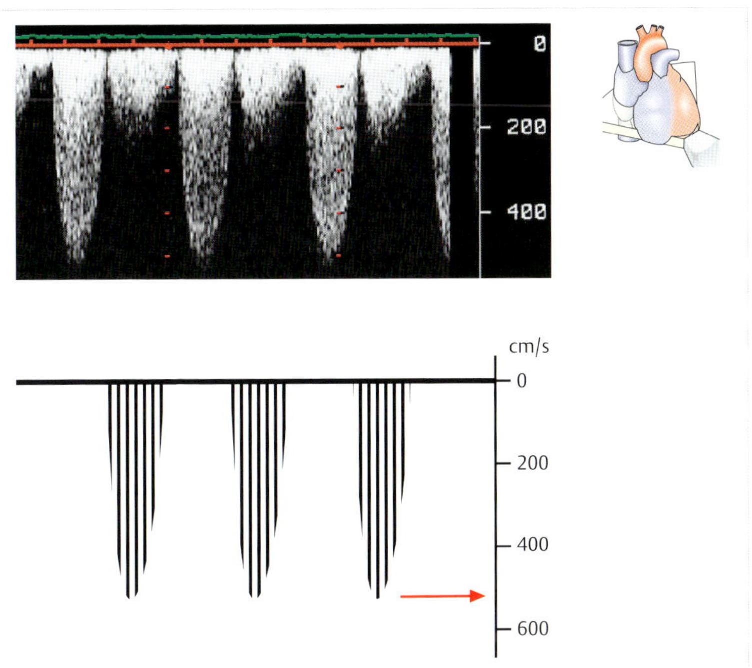

Abb. 9.10
Im cw-Doppler lässt sich eine Flussbeschleunigung auf 5 m/s nachweisen. Dies entspricht einem Maximalgradienten von 100 mmHg. Für die verwertbare cw-Ableitung des transaortalen Flusses ist Zeit und Geduld erforderlich.

9.2 Mitralstenose

9.2.1 Mitralstenose, allgemein

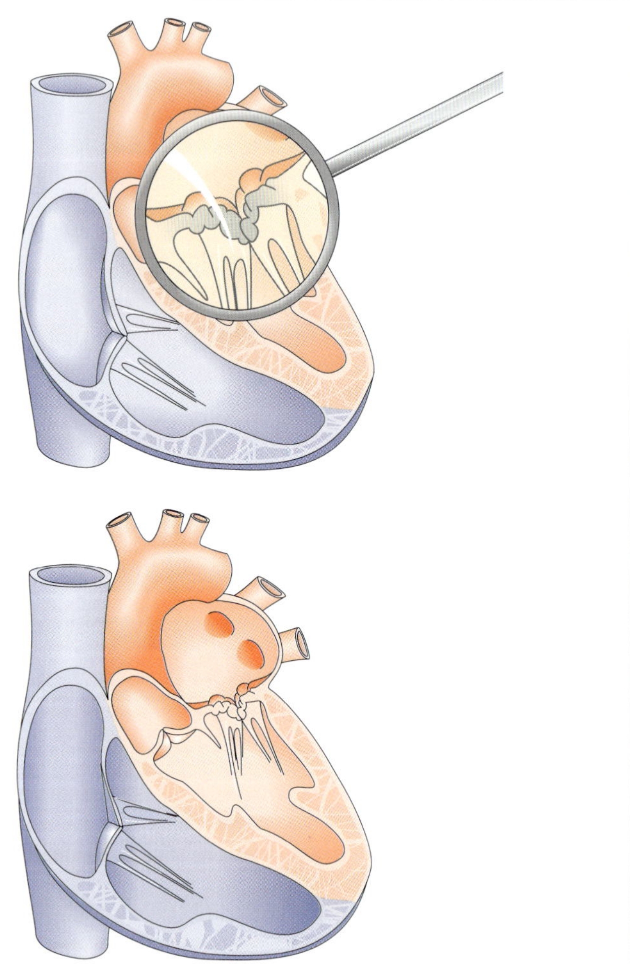

Abb. 9.11
Oben: Verkalkte Mitralklappen bei Mitralstenose.
Unten: Infolge der Druckbelastung tritt eine Dilatation des linken Vorhofs sowie des rechten Herzens auf.

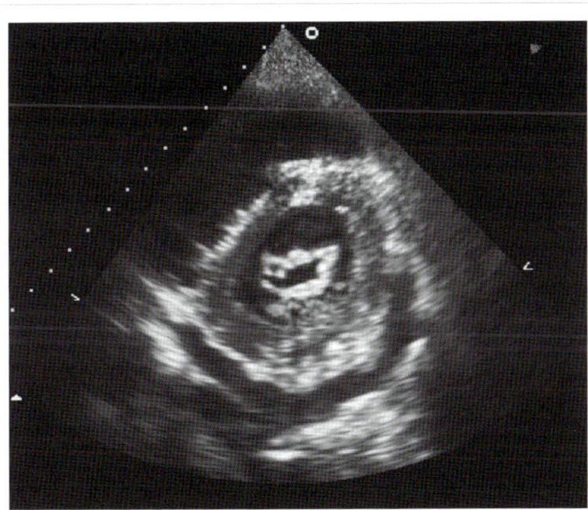

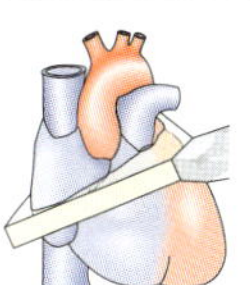

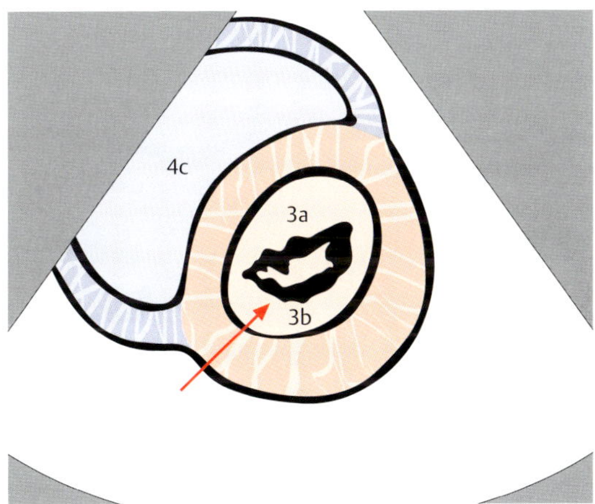

Abb. 9.12 In der parasternalen kurzen Achse lässt sich die noch verbliebene Öffnungsfläche direkt darstellen und rechnergestützt planimetrieren. Bei guter Sicht kann dieser Wert zur Quantifizierung genutzt werden.

M-Mode

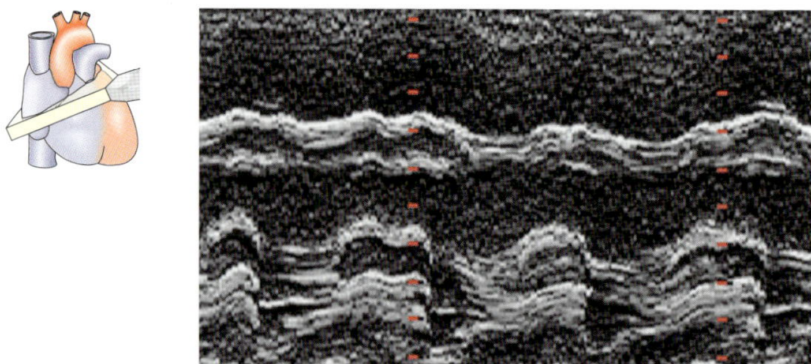

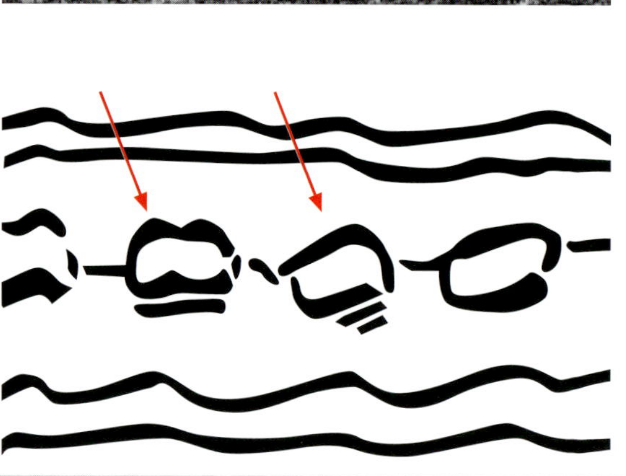

Abb. 9.13 Der M-Mode durch die Mitralklappe zeigt die reduzierte Öffnungsbewegung beider Segel. Die eingeschränkte Öffnungsbewegung ist kein valider Parameter für die Abschätzung des Schweregrades.

Doppler

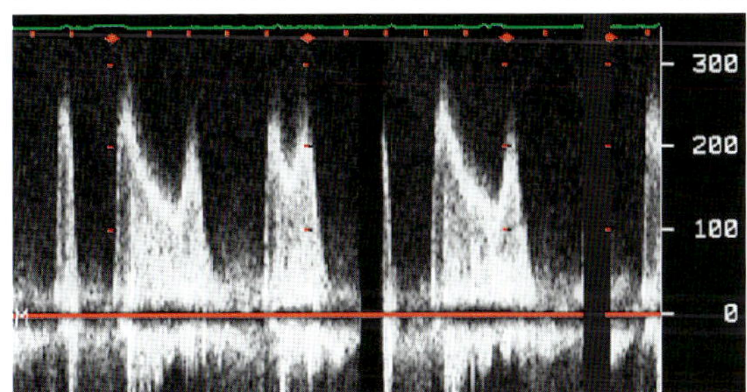

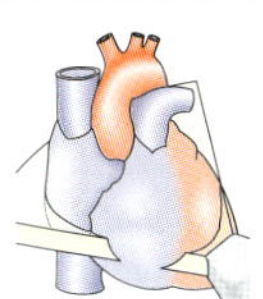

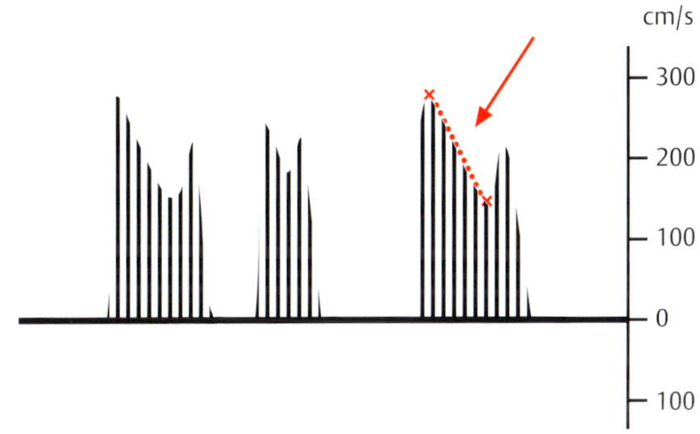

Abb. 9.14
Oben: Im cw-Doppler zeigen sich die erhöhte transmitrale Geschwindigkeit sowie der flache Abfall des transmitralen Einstroms.
Unten: Die rechnergestützte Messung des diastolischen Druckverlaufs wird zur Quantifizierung benutzt (sogenannte pressure half time).

9.2.2 Leichtgradige Mitralstenose

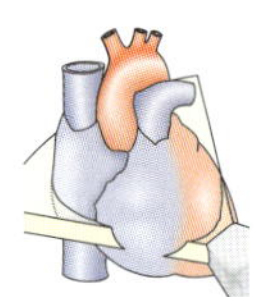

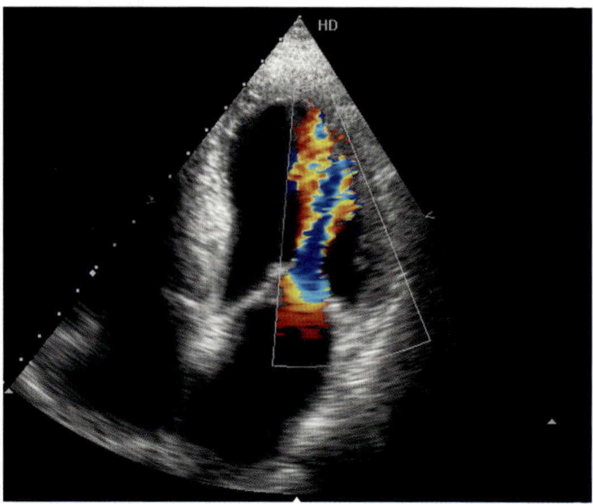

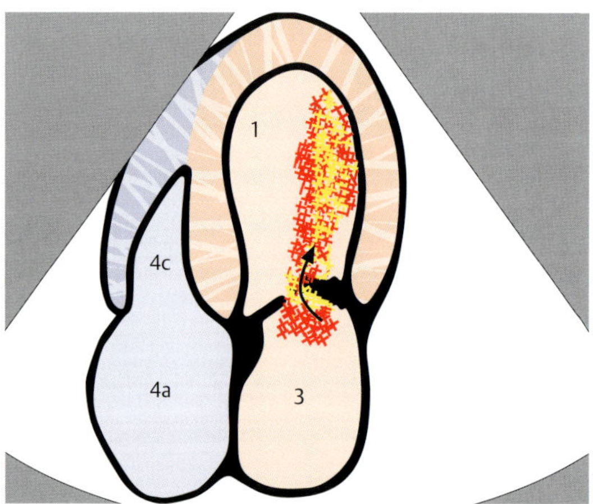

Abb. 9.15
Oben: Es bestehen mäßige Verkalkungen der Segelklappen sowie eine Vorhofdilatation. Unten: Die geringe Beschleunigung des transmitralen Einstroms bewirkt einen umschriebenen Farbumschlag.

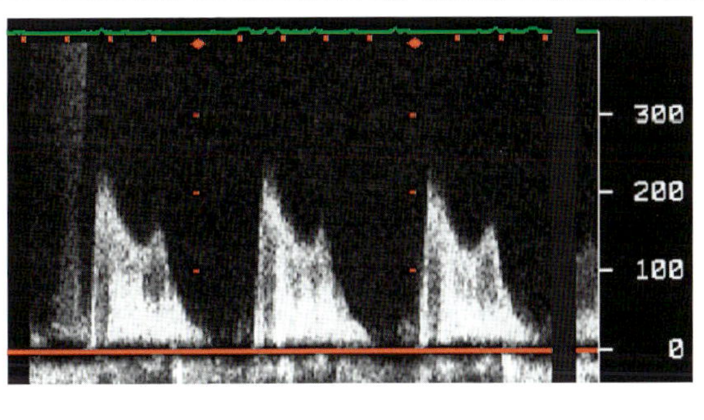

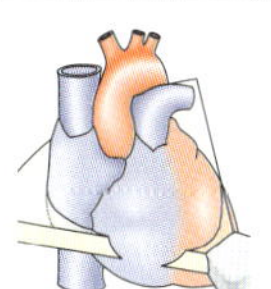

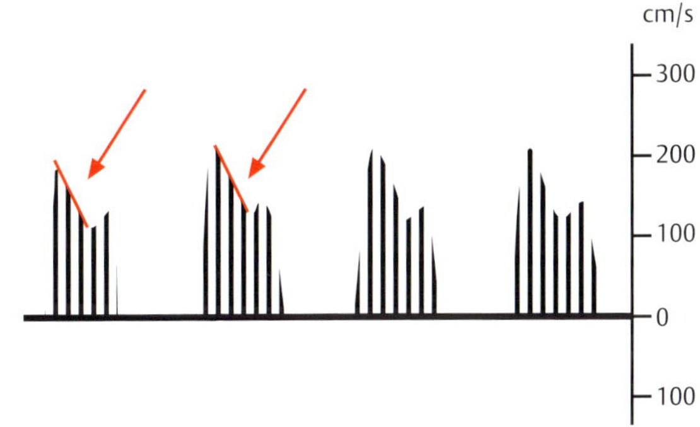

Abb. 9.16
Oben: Im cw-Doppler zeigt sich ein rascher Abfall des transmitralen Einstroms.
Unten: Die (rechnergestützte) Quantifizierung ergibt eine funktionelle Öffnungsfläche von > 2 cm².

9

9.2.3 Hochgradige Mitralstenose

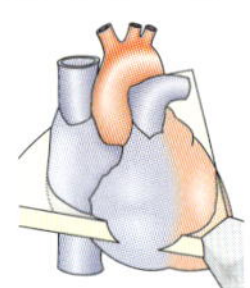

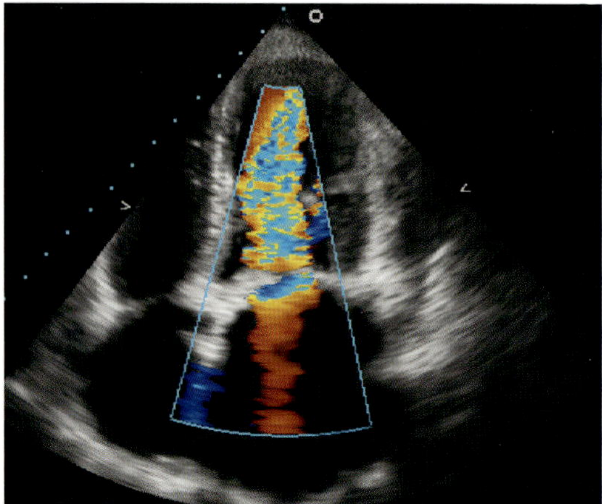

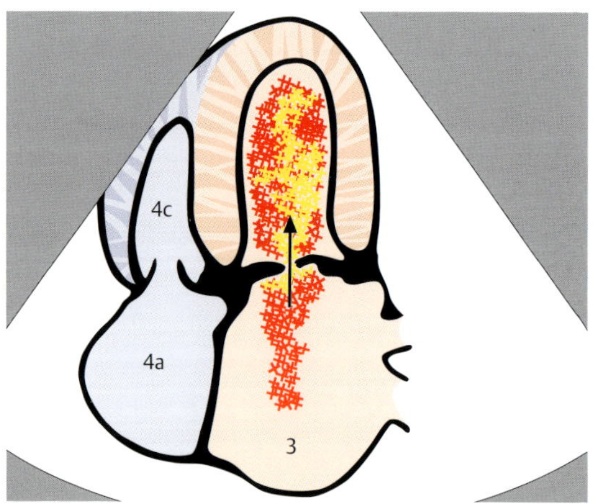

Abb. 9.17 Es zeigen sich eine ausgeprägte Verkalkung der Mitralklappen sowie ein erheblich dilatierter linker Vorhof. Der beschleunigte Einstrom über der stenosierten Klappe sieht wie eine Kerzenflamme aus.

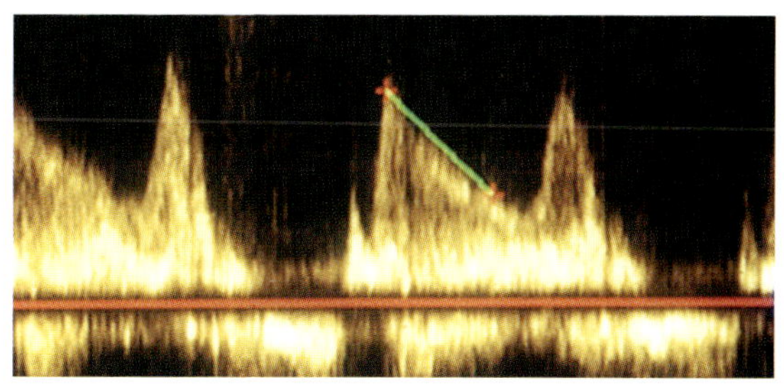

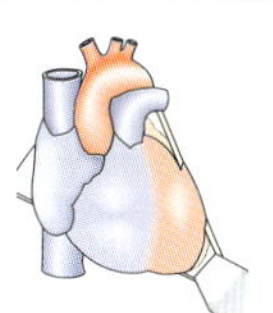

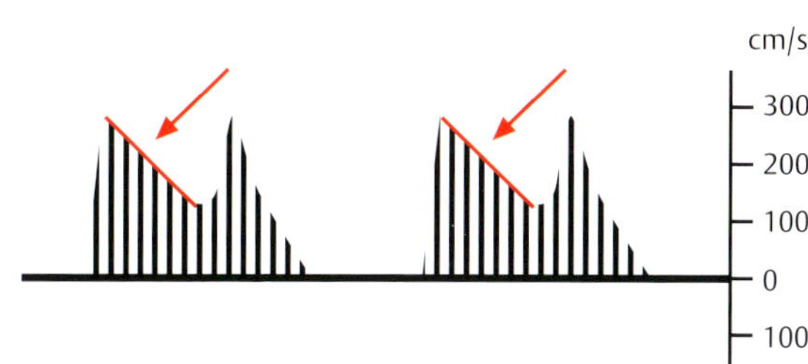

Abb. 9.18
Oben: Der cw-Doppler weist einen trägen Abfall der transmitralen Einstromgeschwindigkeit nach.
Unten: Die Auswertung der Abfallgeschwindigkeit ergibt eine Öffnungsfläche von 1,0 cm^2.

9.3 Aorteninsuffizienz

9.3.1 Aorteninsuffizienz, allgemein

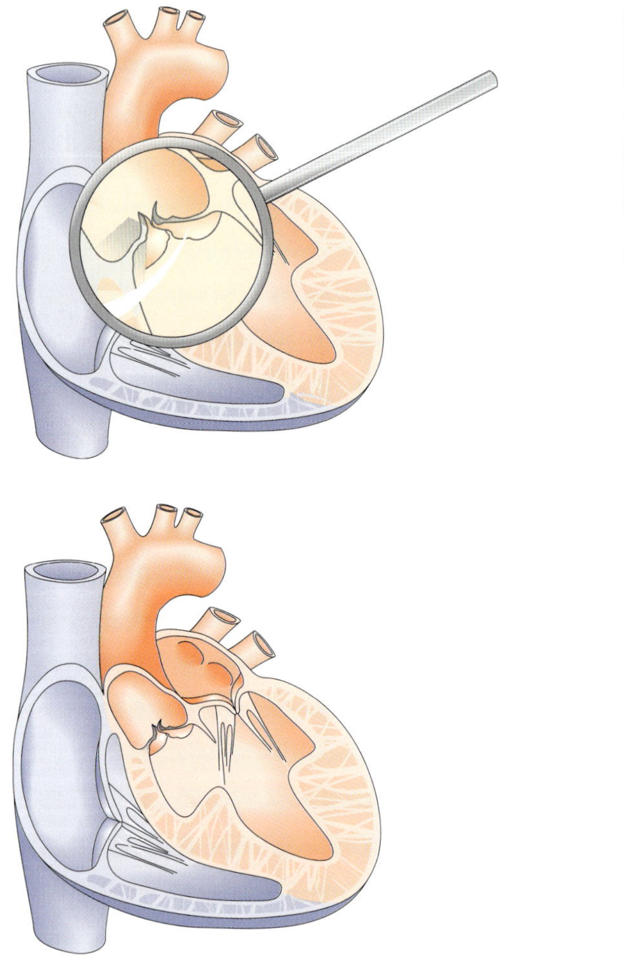

Abb. 9.19
Oben: Degenerativ veränderte Aortenklappe bei Aorteninsuffizienz.
Unten: Aus der Volumenbelastung resultiert eine exzentrische linksventrikuläre Hypertrophie.

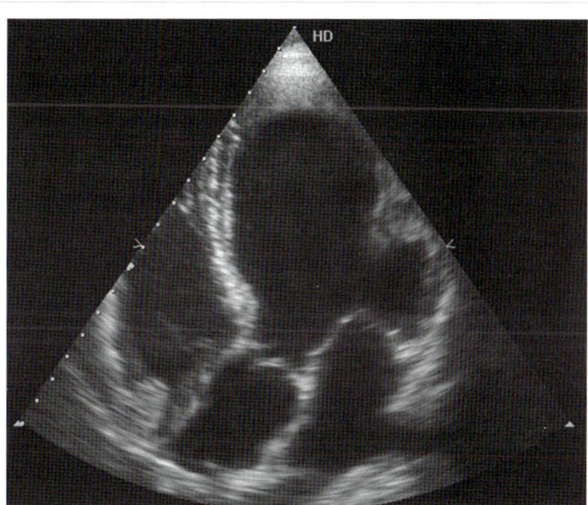

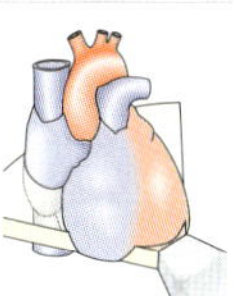

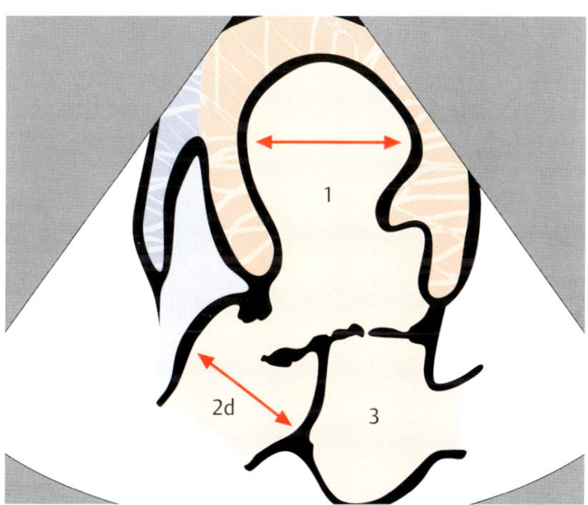

Abb. 9.20 Die Taschenklappen können nur leichte degenerative Veränderungen aufweisen, der linke Ventrikel wie auch die Aorta ascendens sind bei höhergradiger Aorteninsuffizienz dilatiert.

III

M-Mode

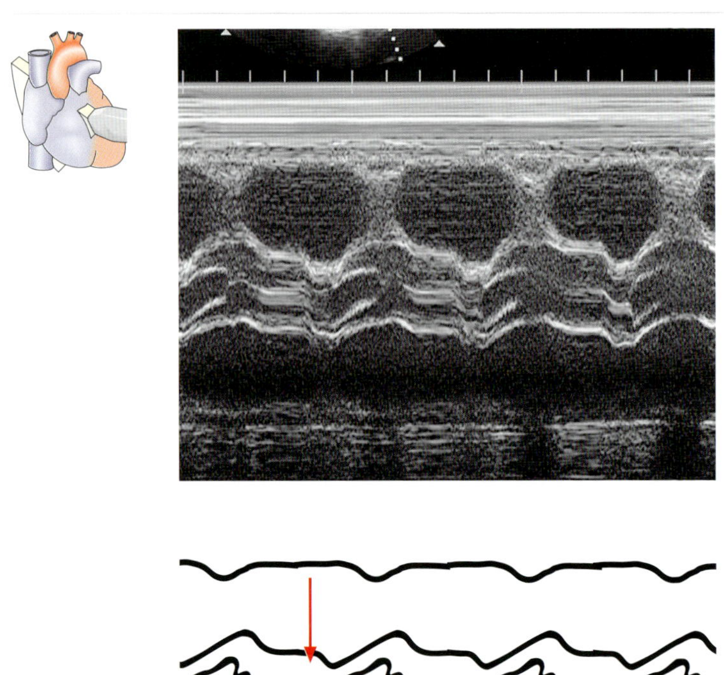

Abb. 9.21 Häufig bestehen nur mäßige Kalzifizierungen der Aortenklappen mit normaler Öffnungsbewegung im aortalen M-Mode. Das in der Diastole bestehende Leck der Aortenklappen kann im M-Mode nicht dargestellt werden.

Doppler

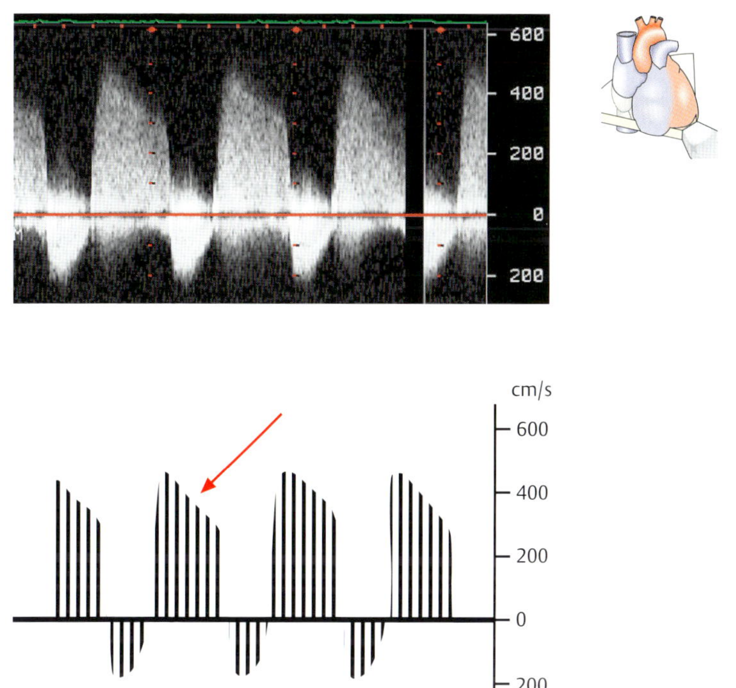

Abb. 9.22
Oben: Die Anlotung des Refluxsignals wird in den apikalen Fenstern durchgeführt und zeigt das typische schräg abfallende Signal der Aorteninsuffizienz.
Unten: Die Druckabfallhalbwertzeit kann zur Quantifizierung benutzt werden.

Farbdoppler

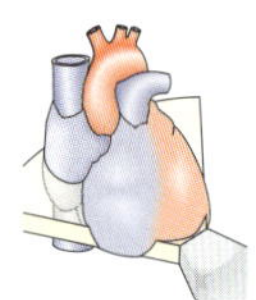

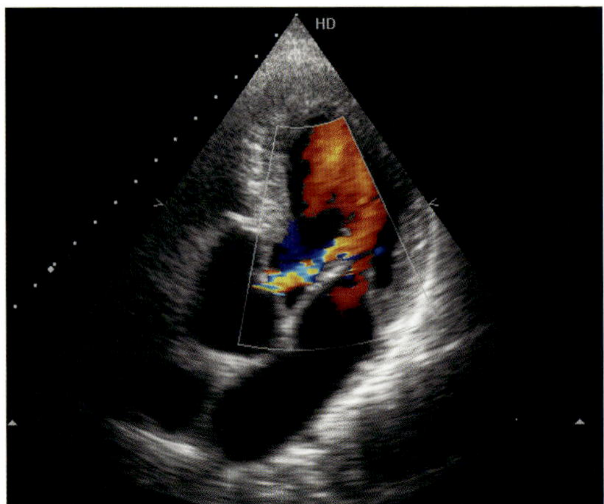

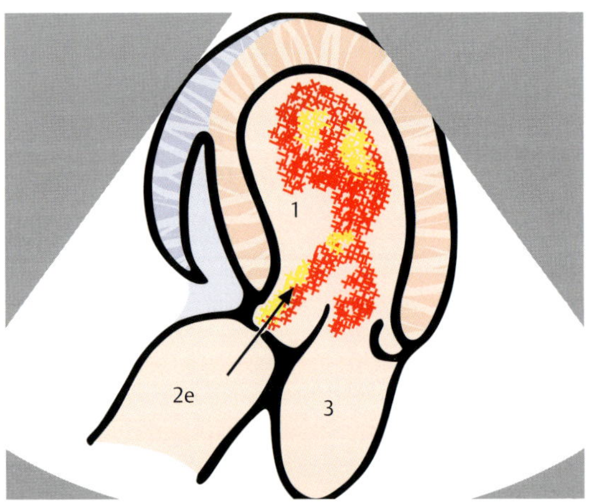

Abb. 9.23
Oben: Der Reflux der Aorteninsuffizienz lässt sich in den apikalen Fenstern am besten darstellen.
Unten: Die Refluxwolke sieht im apikalen Fenster sehr eindrucksvoll aus.

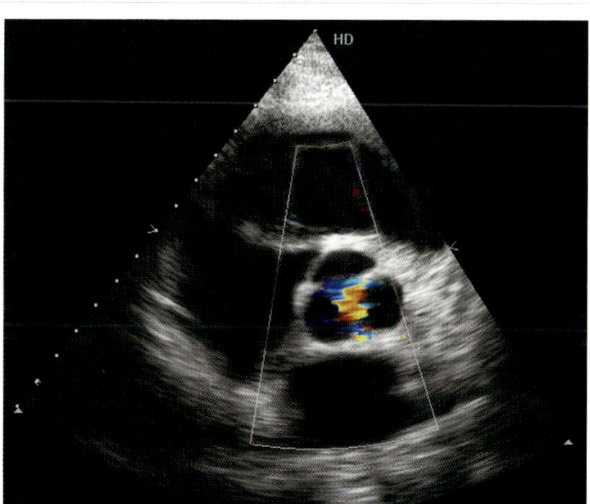

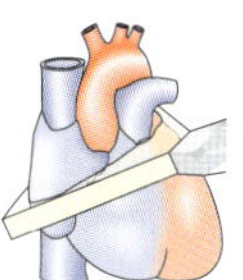

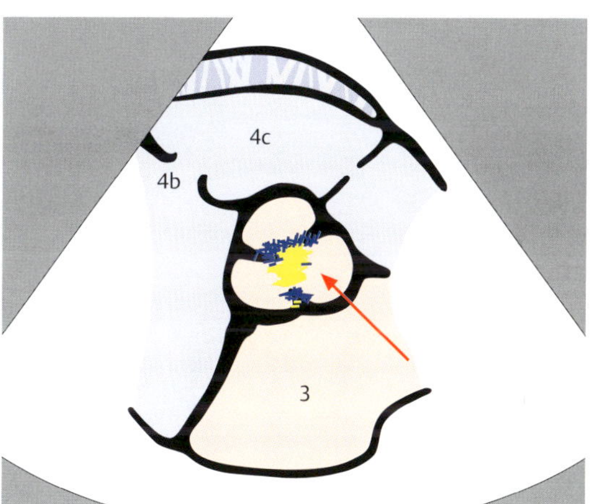

Abb. 9.24 Zur Quantifizierung sollte man die Querschnittsdarstellung in der parasternalen kurzen Achse benutzen und in Relation zum Querschnitt des linksventrikulären Ausstromtrakts beurteilen.

III

9.3.2 Leichtgradige Aorteninsuffizienz

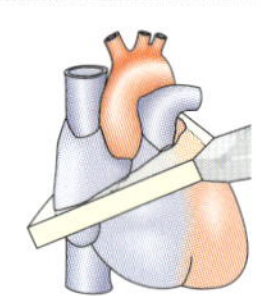

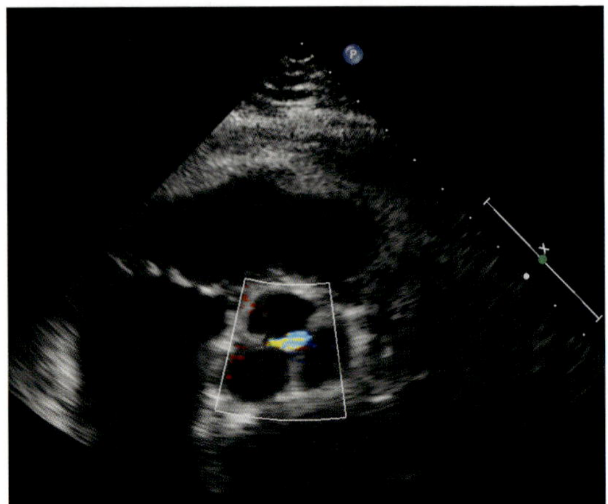

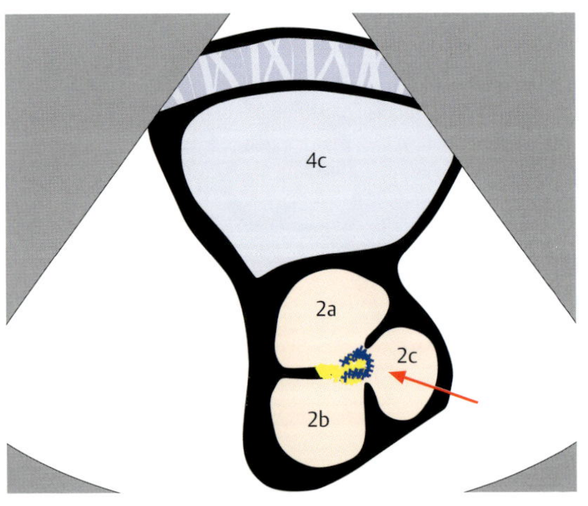

Abb. 9.25 In der parasternalen kurzen Achse lässt sich im Farbdoppler die Regurgitationsöffnung darstellen. Bei geringer Aorteninsuffizienz ist die Regurgitationsöffnung im Vergleich zum infundibulären Querschnitt nur klein.

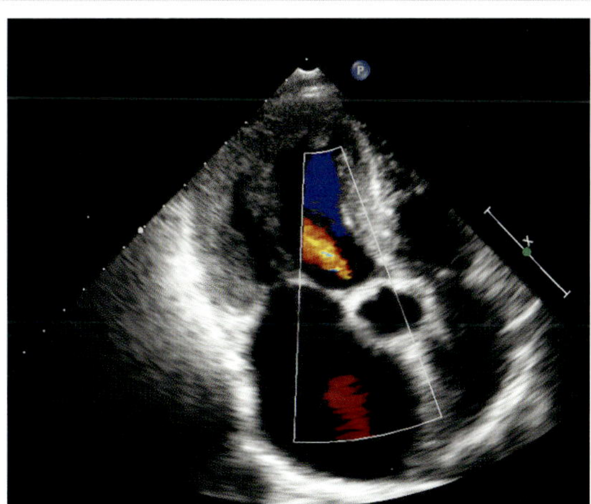

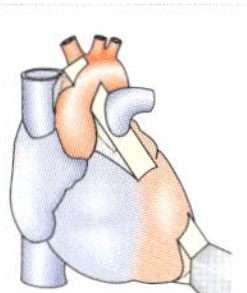

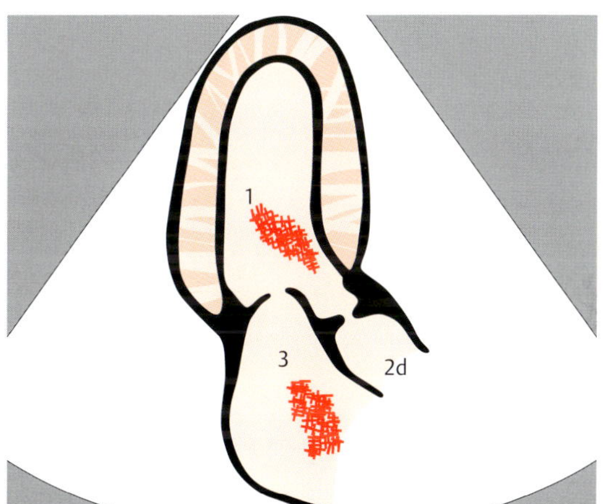

Abb. 9.26
Von apikal gesehen resultiert nur eine schmalbasige Refluxwolke. Der aortale Reflux kann die Öffnungsbewegung des vorderen Mitralsegels einschränken.

9.3.3 Hochgradige Aorteninsuffizienz

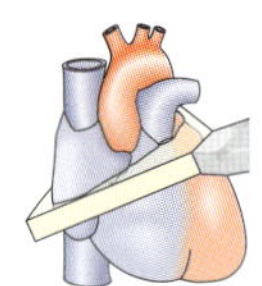

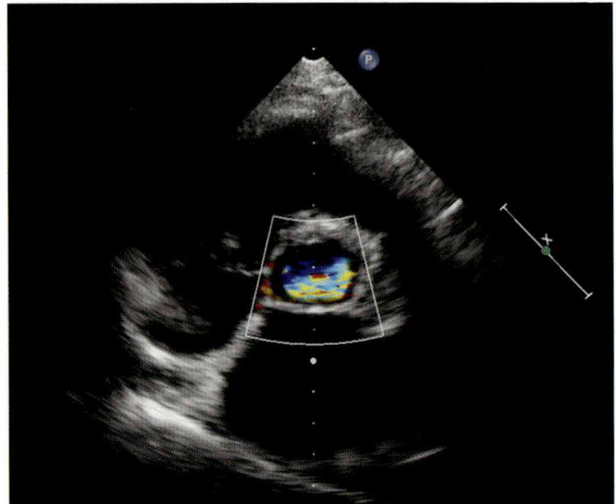

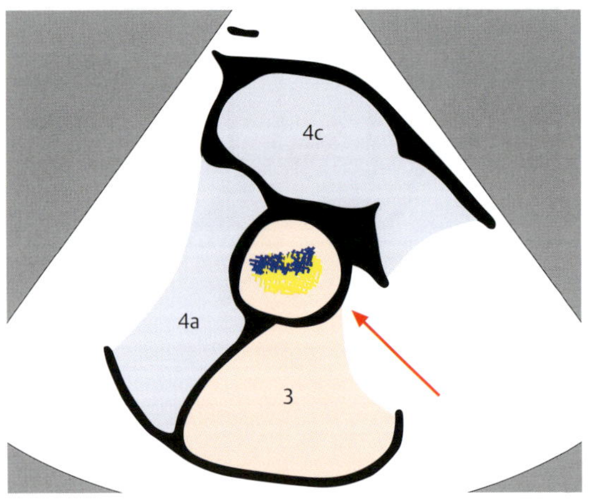

Abb. 9.27 Im parasternalen Fenster zeigt sich ein ausgeprägter Reflux, der über die Hälfte des infundibulären Querschnitts einnimmt.

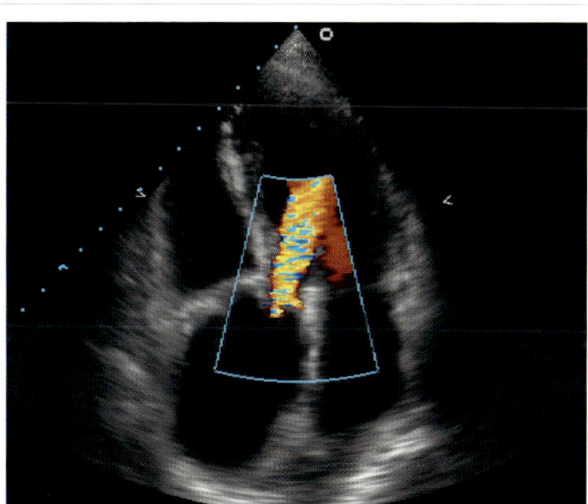

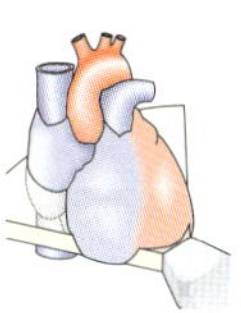

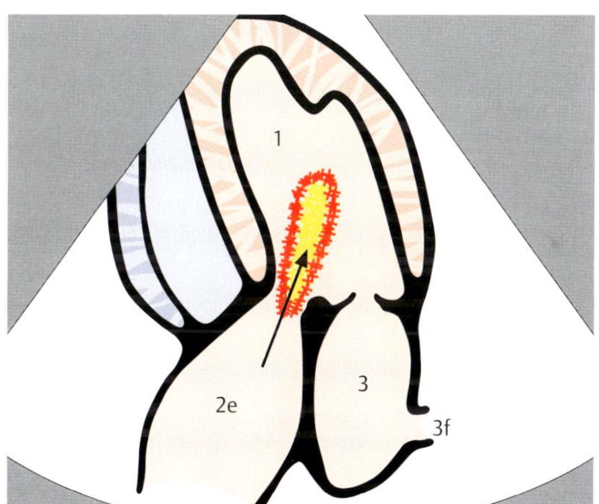

Abb. 9.28
Oben: Korrespondierend besteht ein breitbasiger Reflux aus apikaler Sicht.
Unten: Bei erhöhten intraventrikulären Drücken reicht die Refluxwolke nicht bis zur Ventrikelspitze.

III

9.4 Mitralinsuffizienz

9.4.1 Mitralinsuffizienz, allgemein

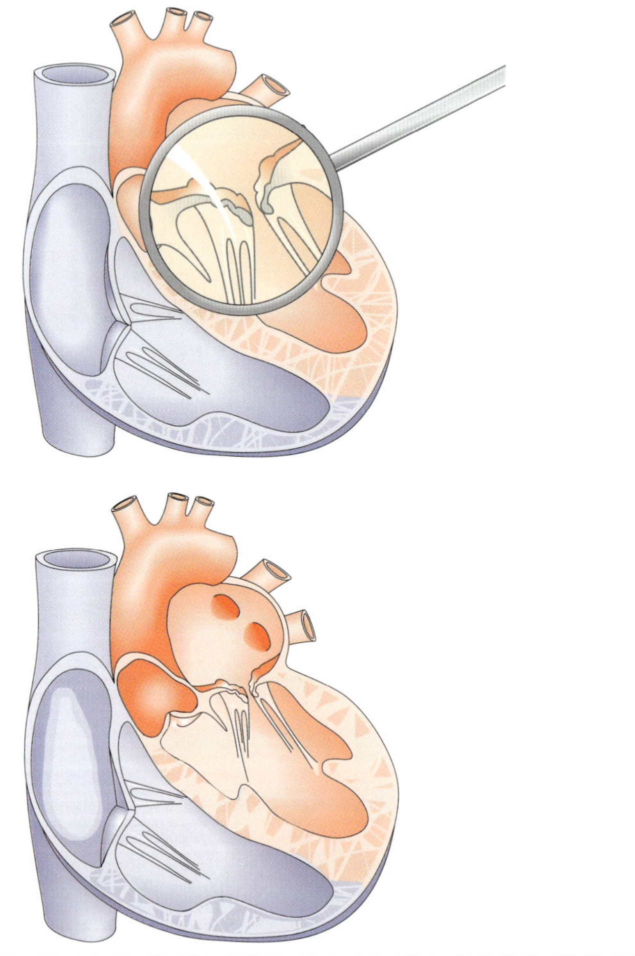

Abb. 9.29
Oben: Degenerativ veränderte Mitralklappe bei Mitralinsuffizienz.
Unten: Aufgrund der Volumenbelastung treten eine Dilatation des linken Vorhofs und linken Ventrikels sowie eine Rechtsherzdilatation auf.

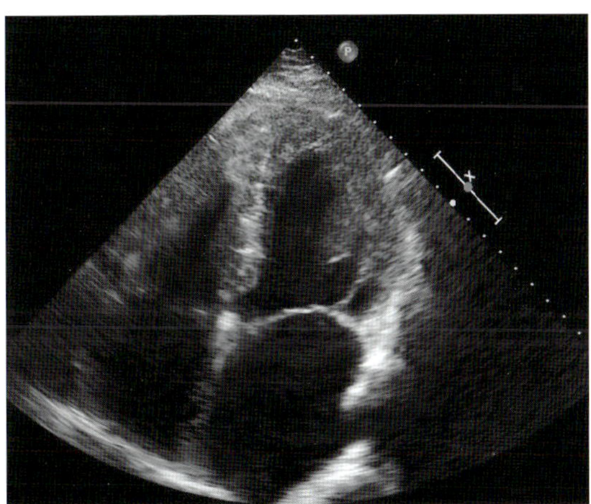

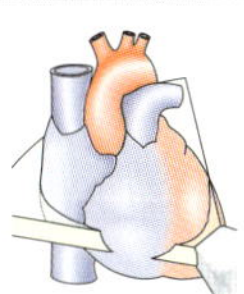

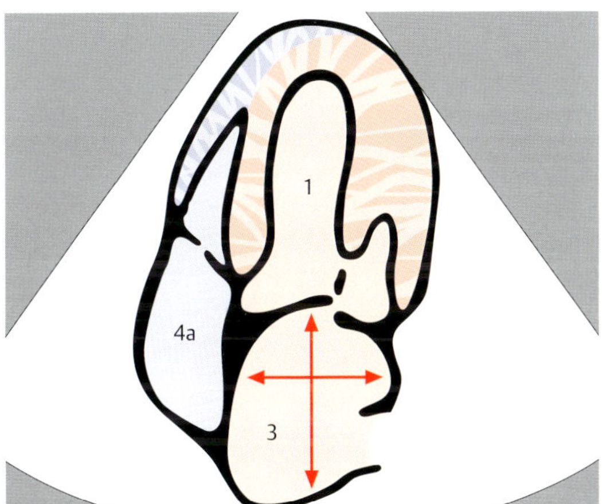

Abb. 9.30
Oben: Vordergründig zeigt sich eine Dilatation des linken Vorhofs.
Unten: Bei höhergradiger Mitralinsuffizienz kann auch eine Rechtsherzdilatation auftreten.

M-Mode

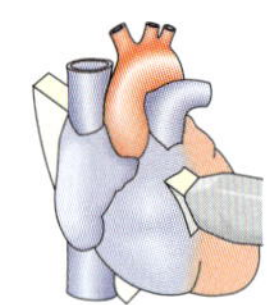

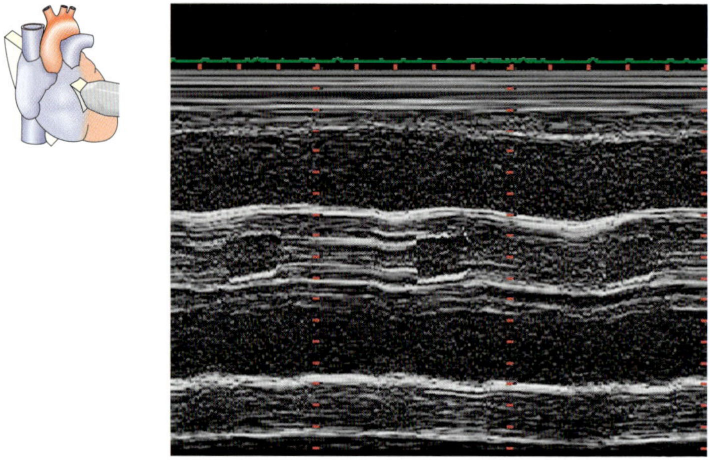

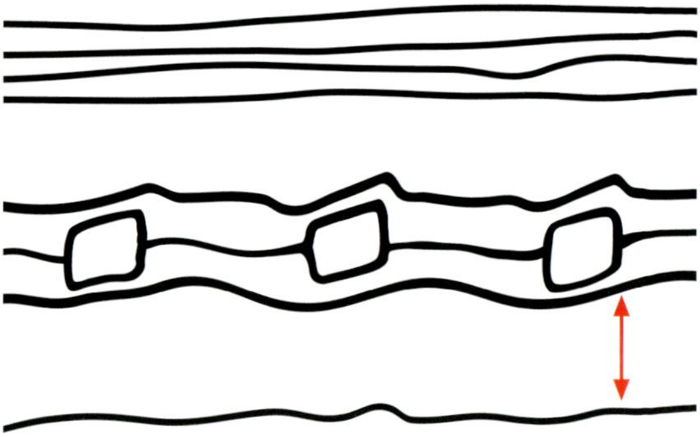

Abb. 9.31
Oben: Im aortalen M-Mode lässt sich die Vergrößerung des linken Vorhofs dokumentieren.
Unten: Das Ausmessen der Vorhofgröße sollte endsystolisch durchgeführt werden.

Doppler

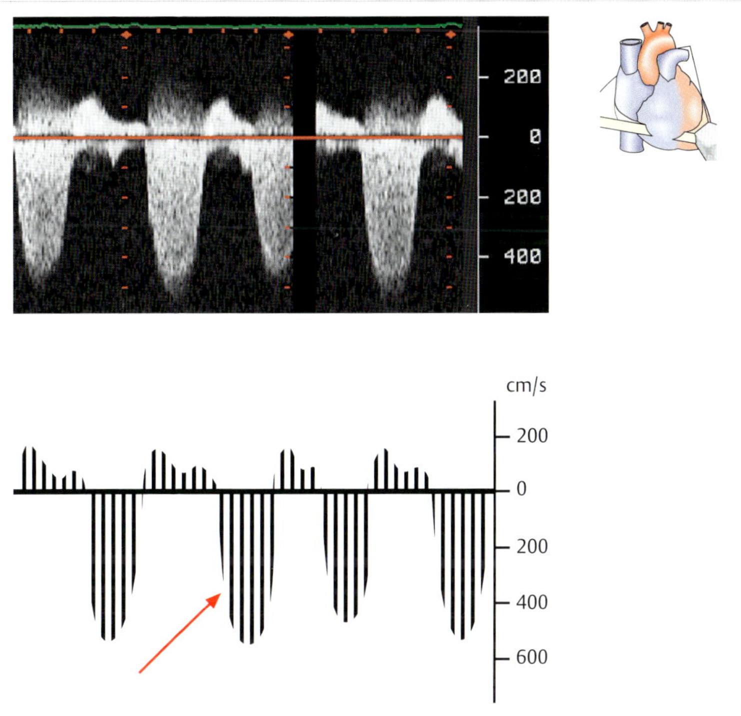

Abb. 9.32
Oben: Der cw-Doppler zeigt das typische U-förmige Refluxsignal.
Unten: Die Geschwindigkeit sagt nichts über den Schweregrad der Insuffizienz aus.

9.4.2 Leichtgradige Mitralinsuffizienz

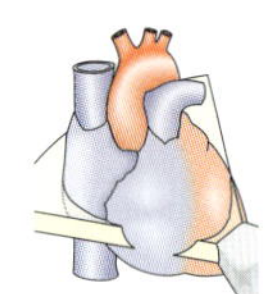

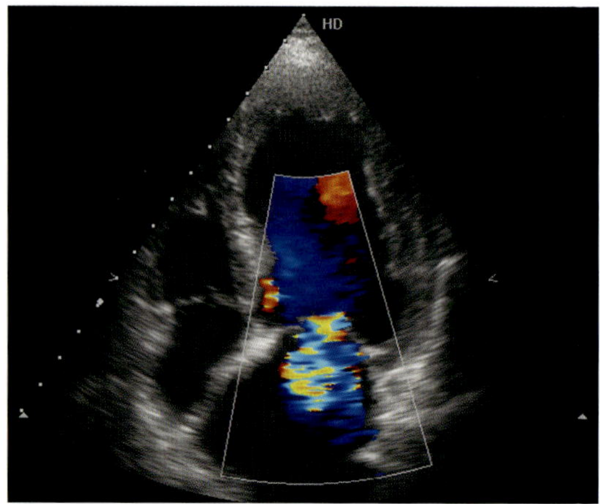

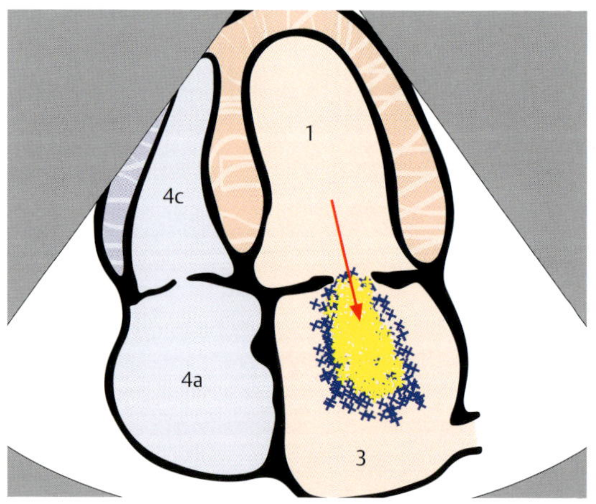

Abb. 9.33
Oben: Im apikalen Vierkammerblick zeigt sich ein nur geringer Reflux über der Mitralklappe.
Unten: Die Refluxwolke reicht gerade bis zur Mitte des Vorhofs.

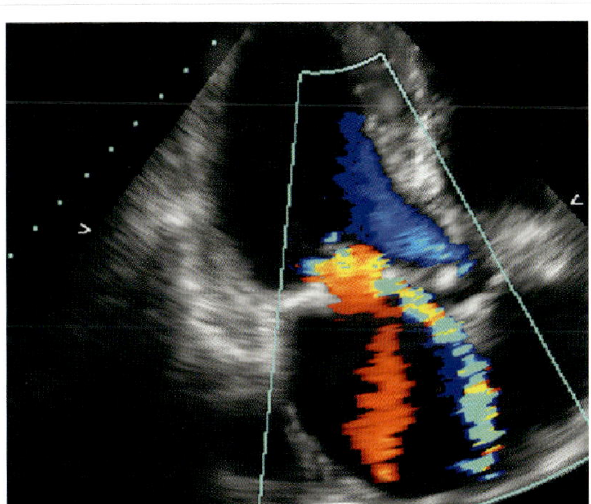

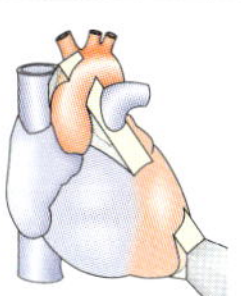

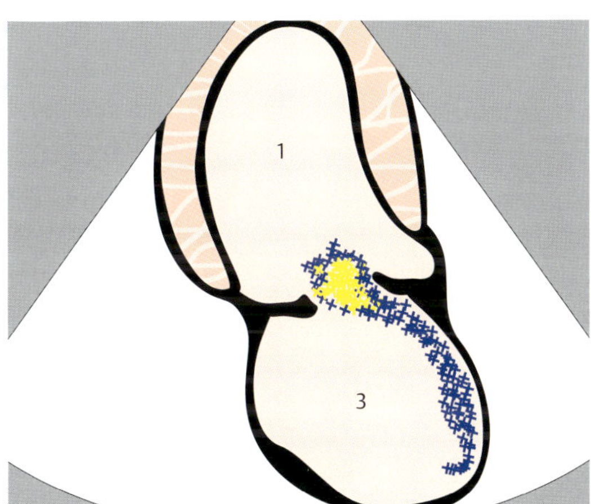

Abb. 9.34 Die Insuffizienz sollte in mehreren Ebenen dargestellt werden, da sie exzentrisch verlaufen kann. Die Darstellung in lediglich einer Ebene kann zur Über- bzw. Unterschätzung des Schwergrades führen.

9.4.3 Hochgradige Mitralinsuffizienz

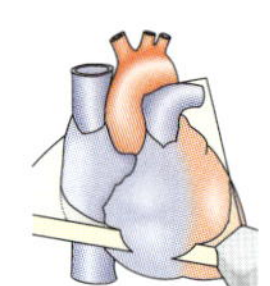

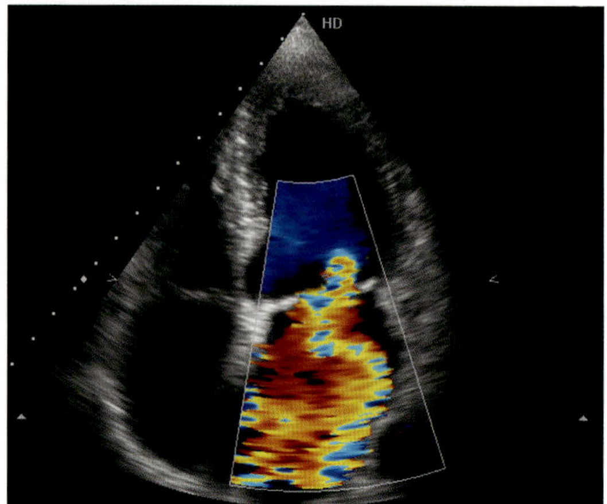

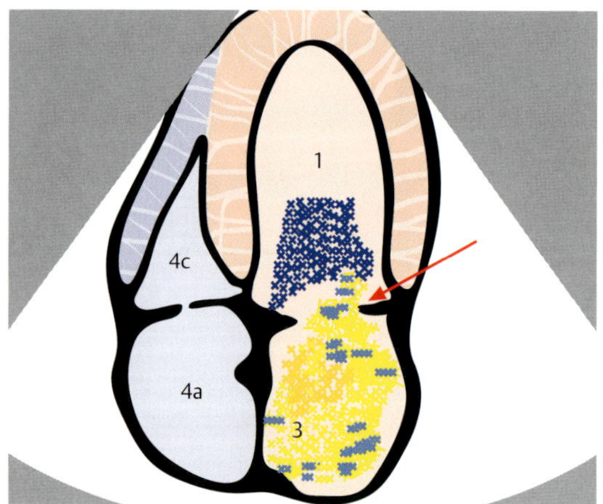

Abb. 9.35
Oben: Es besteht eine ausgeprägte Refluxwolke in den linken Vorhof.
Unten: Als Ausdruck des erhöhten intraventrikulären Blutflusses auf das Klappenleck zeigt sich vor der Mitralklappe ein Farbumschlag (Konvergenzzone).

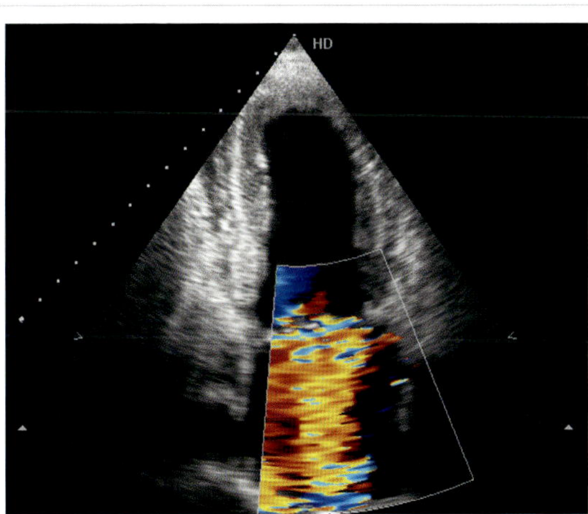

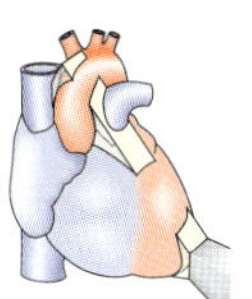

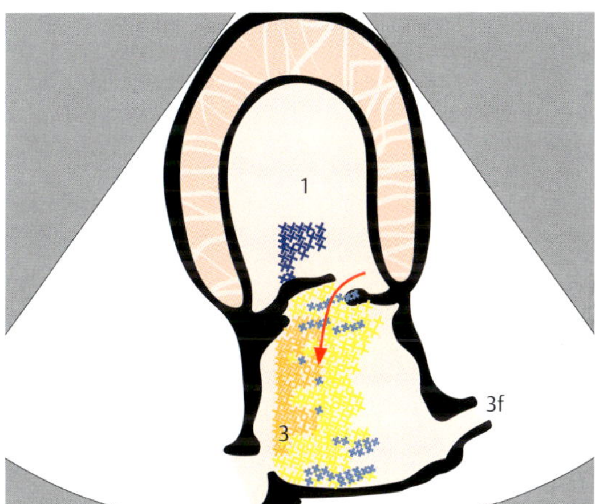

Abb. 9.36 Auch im apikalen Zweikammerblick dominiert der Reflux in den linken Vorhof. Die Refluxwolke reicht bis zum Vorhofdach.

9.5 Mitralklappenprolaps

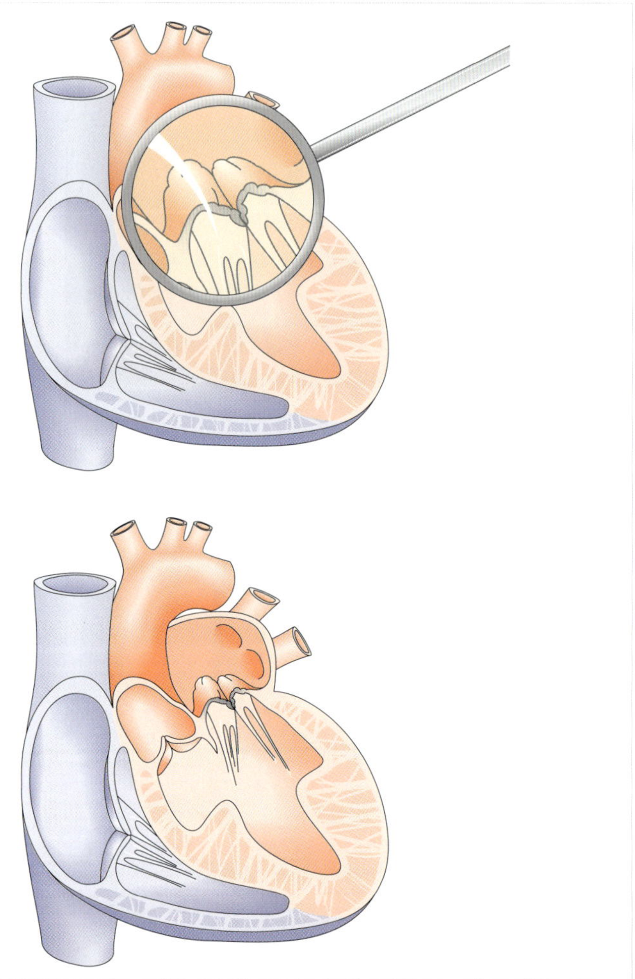

Abb. 9.37
Die myxoide Degeneration der Mitralklappe zeichnet sich durch elongierte, verdickte Segel aus, die in den Vorhof prolabieren. Je nach Ausprägung der begleitenden Mitralinsuffizienz zeigt sich eine Dilatation des linken Vorhofs.

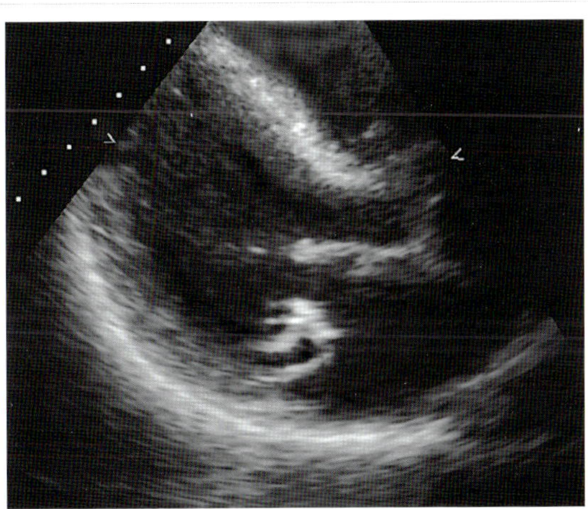

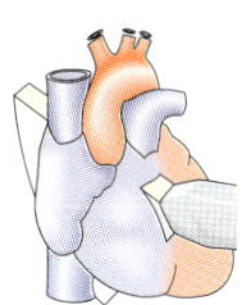

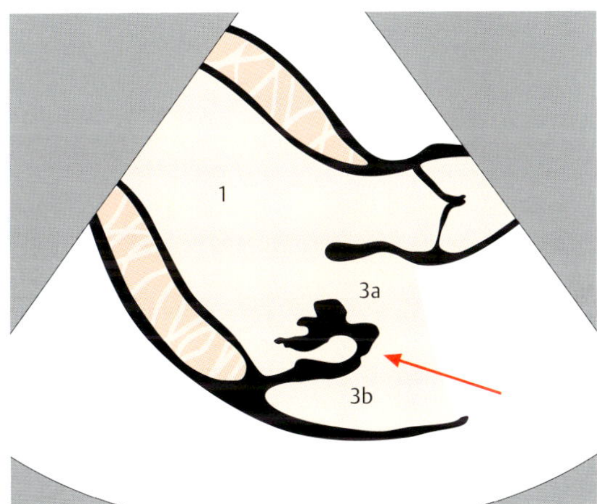

Abb. 9.38
Oben: Die verdickten Segel können verkalken; dies erschwert die Abgrenzung zu endokarditischen Auflagerungen.
Unten: Die Diagnose des Mitralklappenprolaps ist in der parasternalen Achse zu stellen; die apikalen Fenster zeigen häufig einen (falsch positiven) Prolaps.

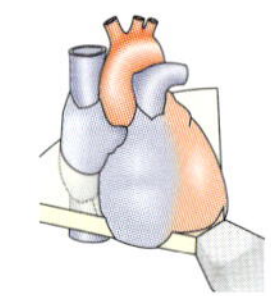

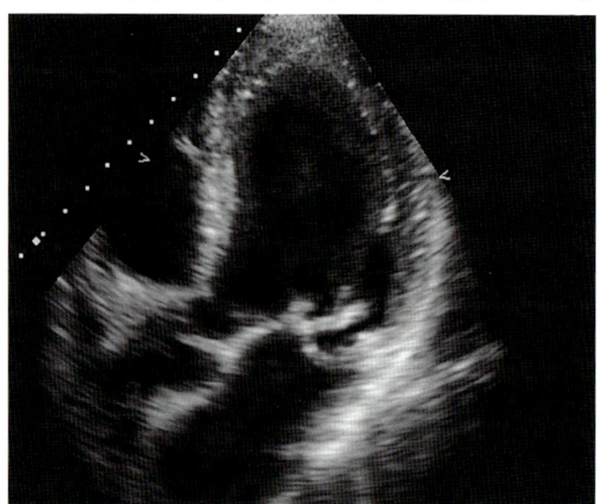

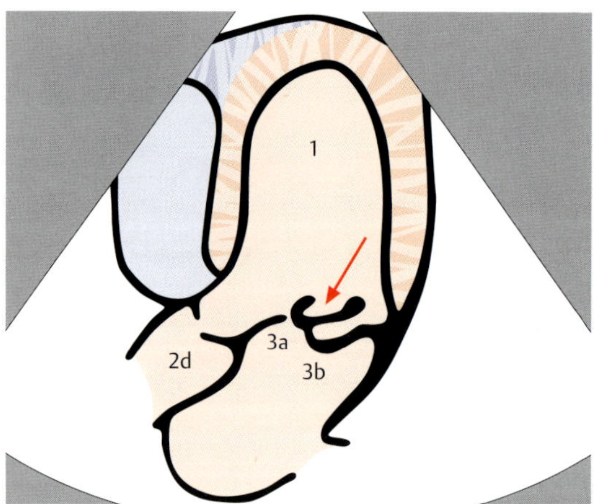

Abb. 9.39
Oben: Verkalkungen von myxoid degenerierten Segelanteilen lassen sich in den apikalen Fenstern darstellen.
Unten: Durch die Elongation kann eine Fältelung der Segel auftreten.

9.5.1 Farbdoppler

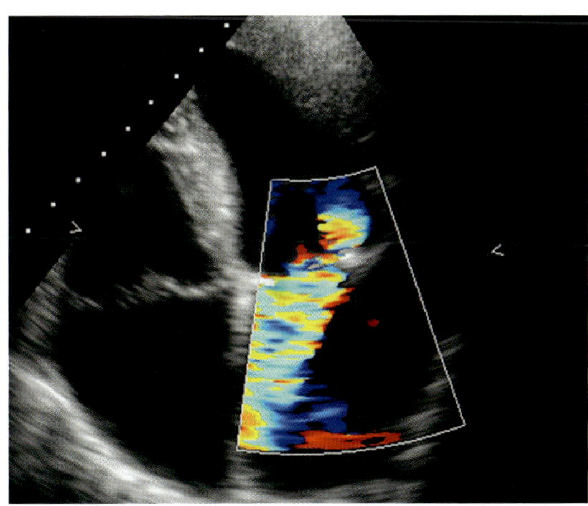

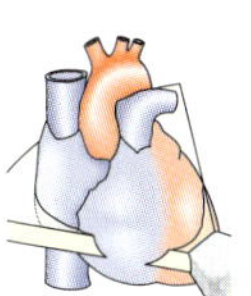

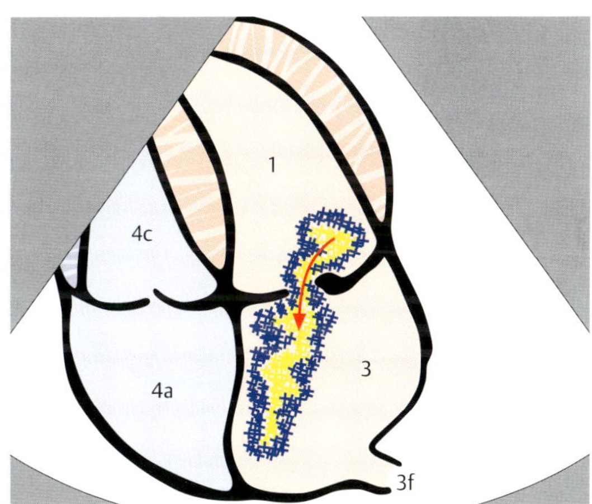

Abb. 9.40
Oben: Der Prolaps des hinteren Mitralsegels führt typischerweise zur exzentrischen Insuffizienz.
Unten: Die im Ventrikel entstehende Flussbeschleunigung auf das Klappenleck zu weist auf einen höheren Schweregrad der Mitralinsuffizienz hin (proximale Konvergenzzone).

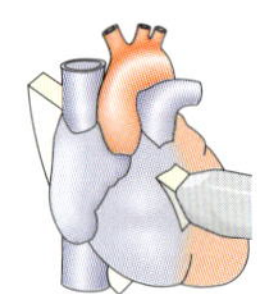

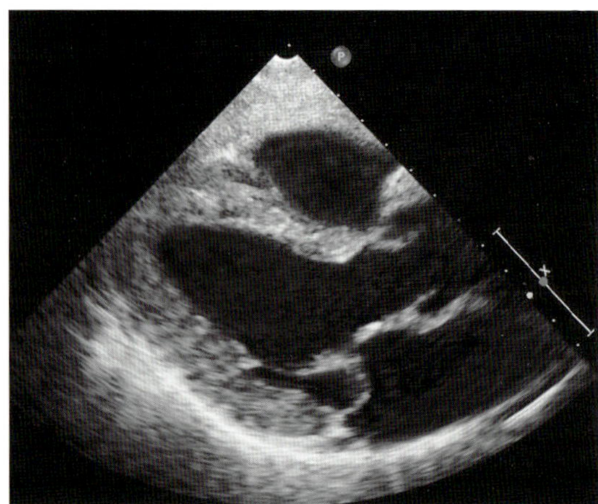

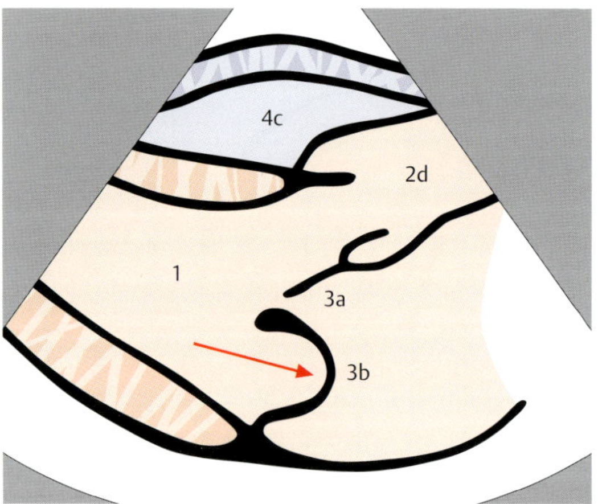

Abb. 9.41 Das hintere Mitralsegel ist elongiert und prolabiert bogenförmig in den linken Vorhof. Verkalkungen sind in diesem Falle nicht nachweisbar.

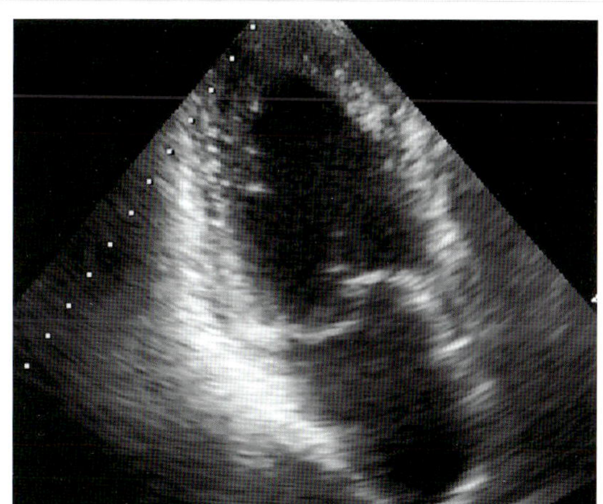

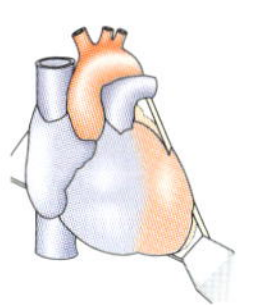

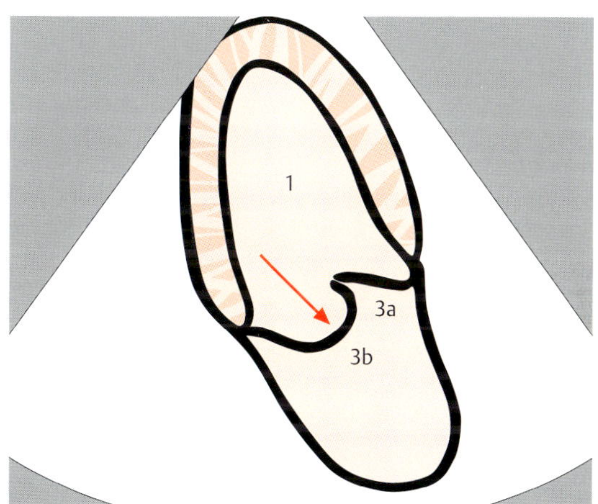

Abb. 9.42 Auch im apikalen Zweikammerblick zeigt sich der Prolaps des hinteren Mitralsegels. Eine typische Verdickung der Klappe besteht nicht.

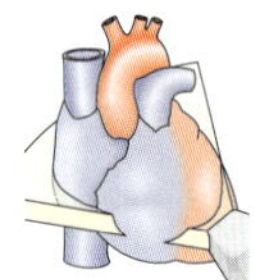

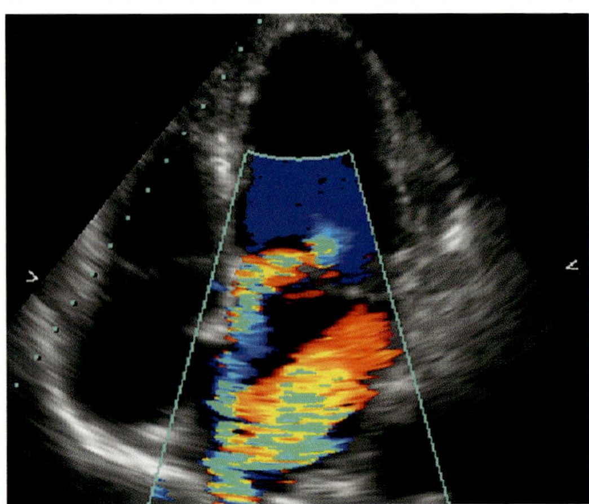

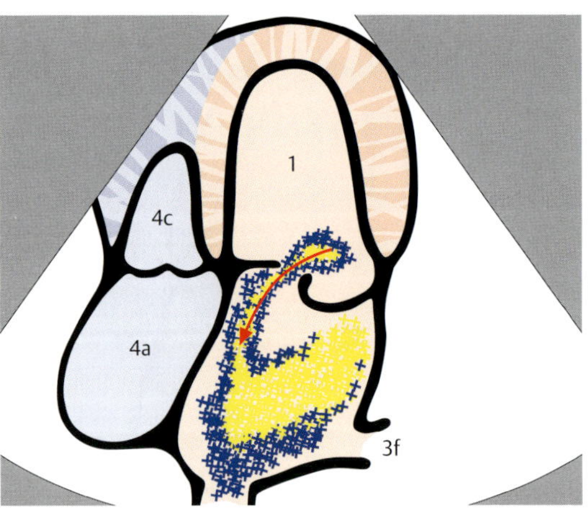

Abb. 9.43 Es zeigt sich die typische exzentrische Insuffizienz, die bei myxoider Degeneration des hinteren Segels meist zum Vorhofseptum weist.

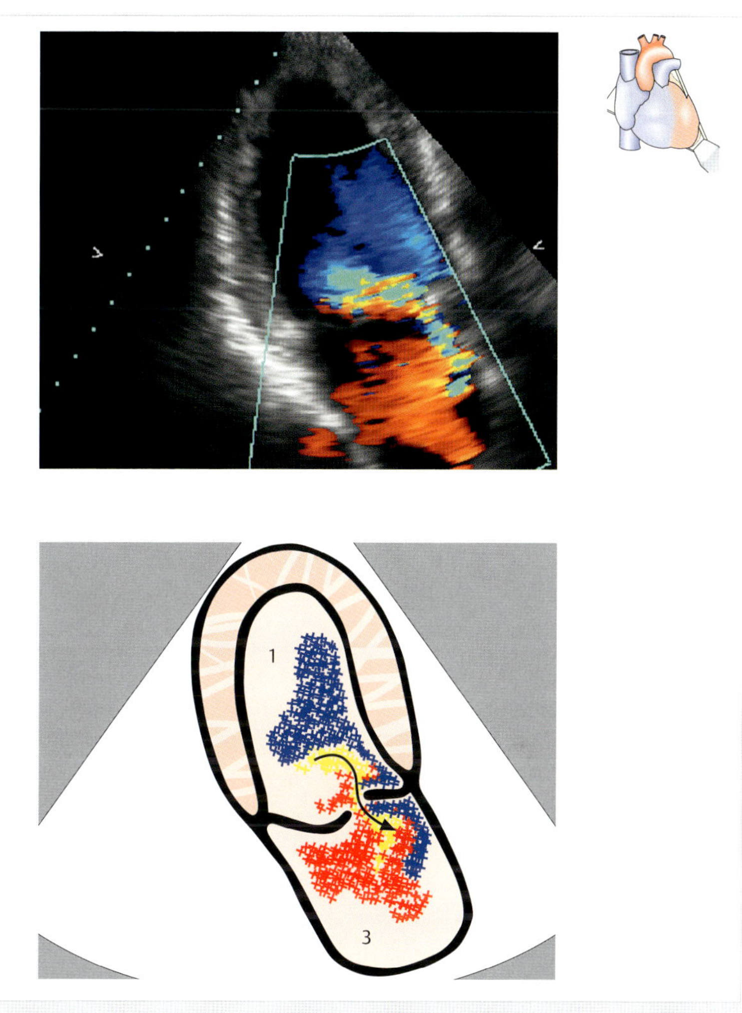

Abb. 9.44 Die Mitralinsuffizienz sollte in mehreren Schnittebenen dargestellt werden, um eine Über- bzw. Unterschätzung der Insuffizienz zu vermeiden.

9.6 Trikuspidalinsuffizienz

9.6.1 Trikuspidalinsuffizienz, allgemein

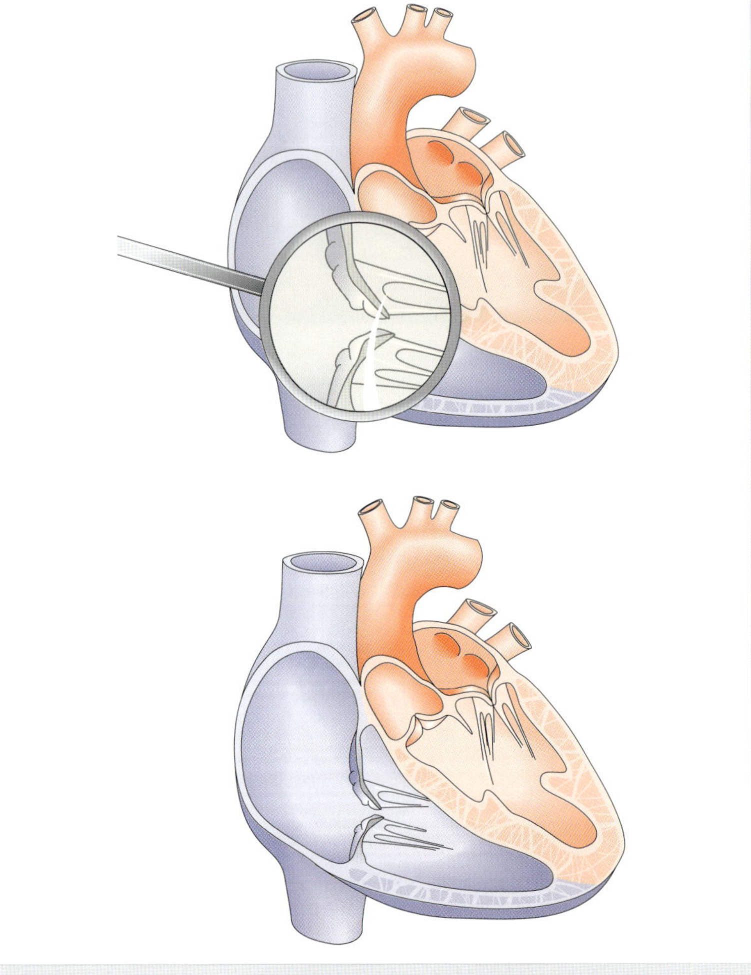

Abb. 9.45
Oben: Degenerativ veränderte Trikuspidalklappen bei Trikuspidalinsuffizienz.
Unten: Der Reflux über die Trikuspidalklappe führt zur Rechtsherzdilatation.

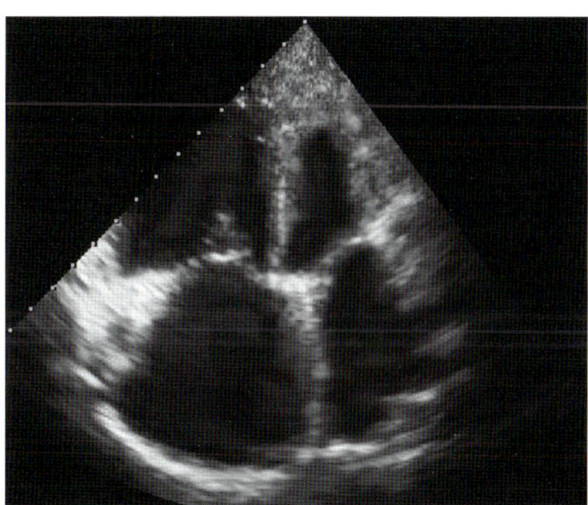

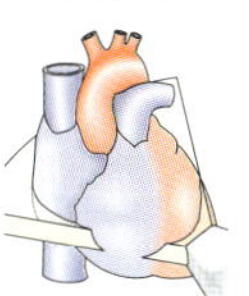

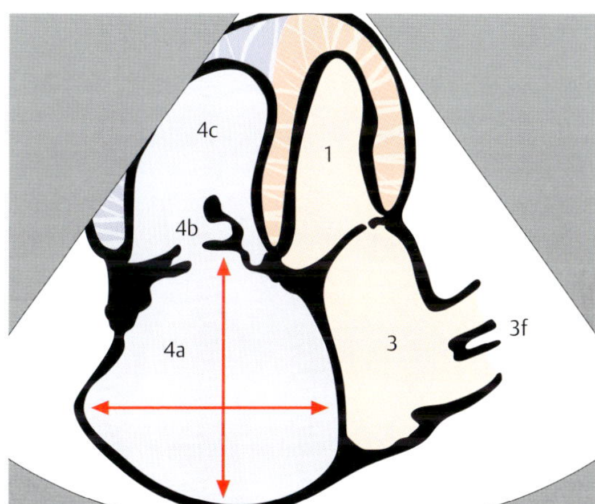

Abb. 9.46
Oben: Die rechtskardiale Vergrößerung lässt sich im apikalen Vierkammerblick gut dokumentieren.
Unten: In dieser Ebene kann der rechte Vorhof in seiner Längs- und Querachse ausgemessen werden.

III

Farbdoppler

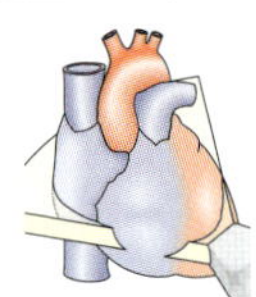

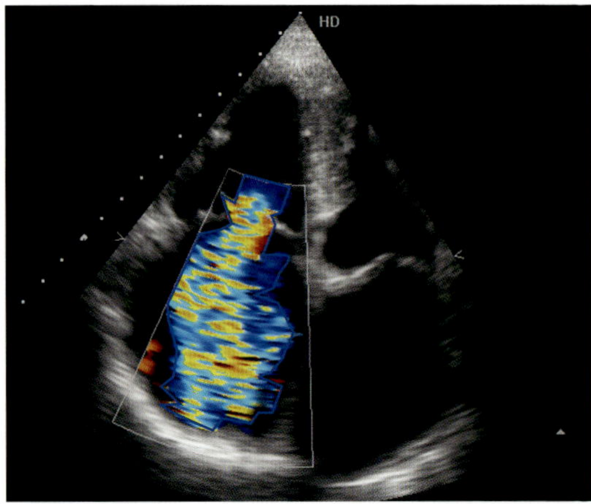

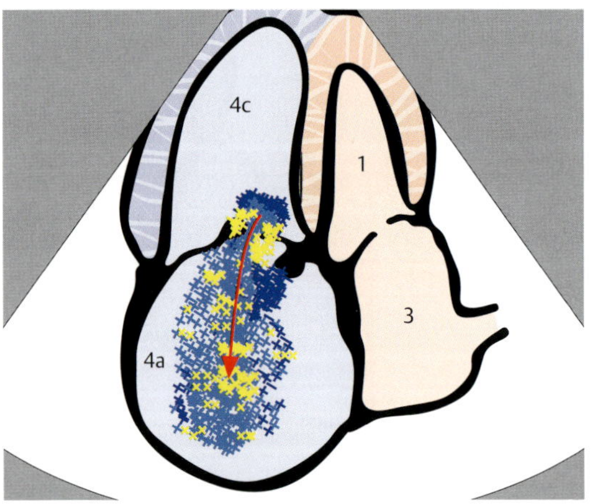

Abb. 9.47
Oben: Typischerweise zeigt sich ein flammenartiges Refluxsignal im rechten Vorhof.
Unten: Die Ausdehnung der Refluxwolke kann zur Quantifizierung benutzt werden.

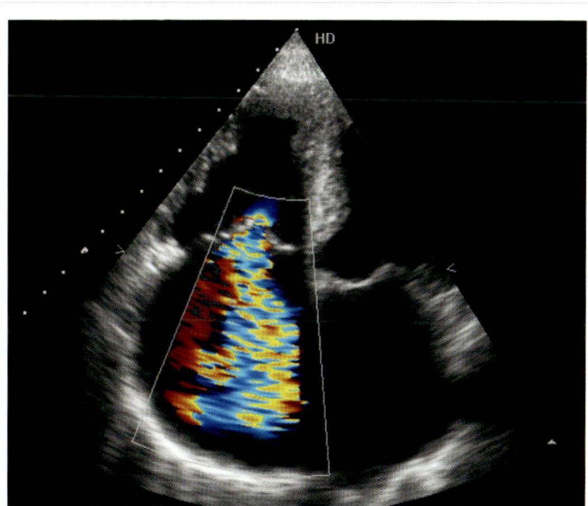

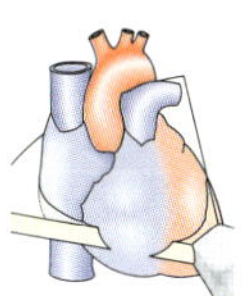

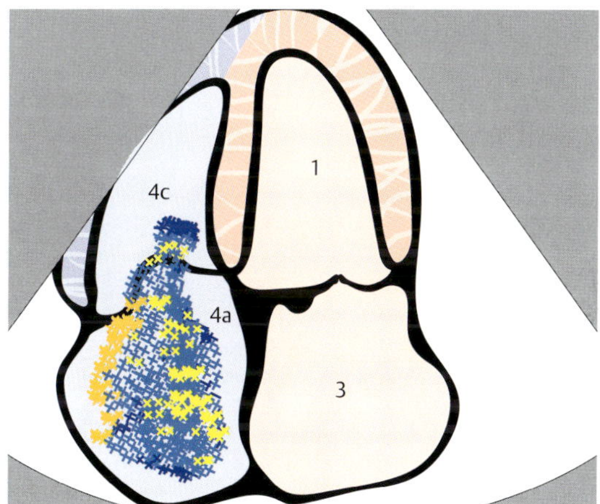

Abb. 9.48
Oben: Das Refluxsignal der Trikuspidalinsuffizienz zeigt häufig exzentrisch zum Vorhofzentrum.
Unten: Die Refluxwolke sollte möglichst in mehreren Ebenen (apikaler Vier- bzw. Fünfkammerblick, parasternales kurzes Fenster) dargestellt werden.

9.6.2 Leichtgradige Trikuspidalinsuffizienz

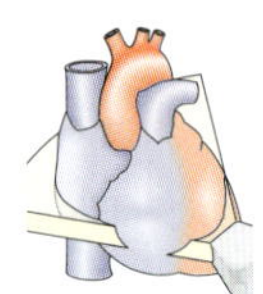

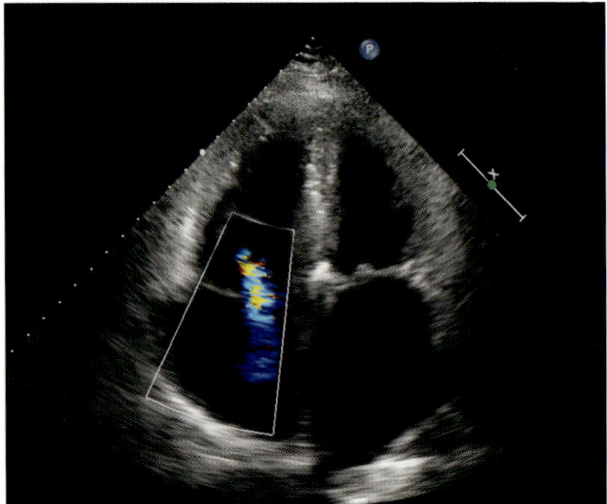

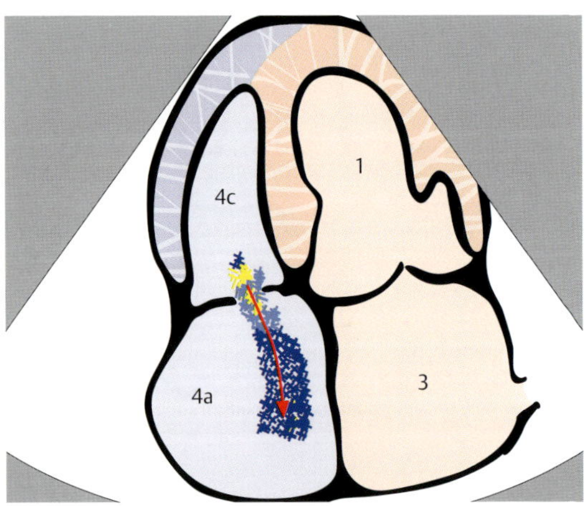

Abb. 9.49 Geringer Trikuspidalreflux mit schmalbasiger Refluxwolke, die knapp bis zur Mitte des rechten Vorhofs reicht.

9.6.3 Hochgradige Trikuspidalinsuffizienz

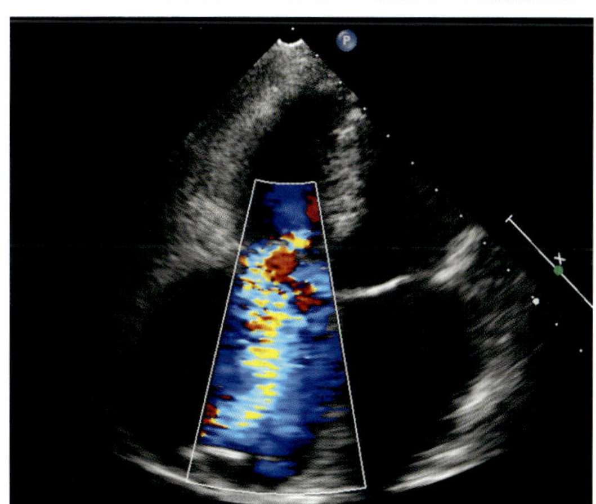

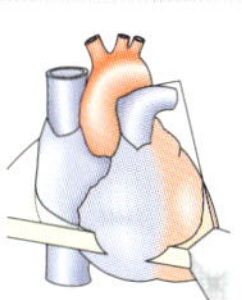

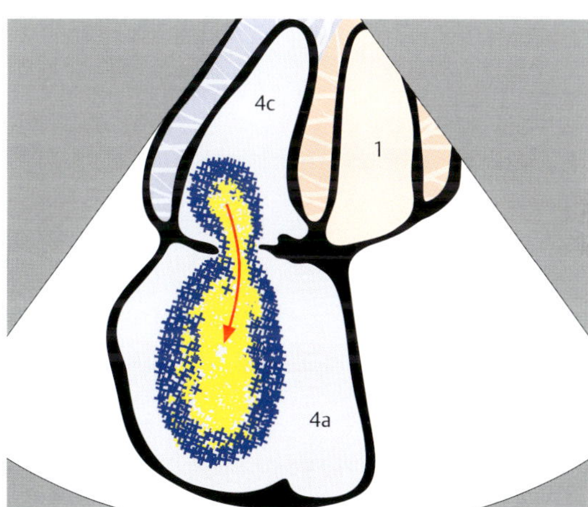

Abb. 9.50 Bei höhergradig insuffizienter Trikuspidalklappe resultiert ein breitbasiger Reflux, der den rechten Vorhof über die Hälfte ausfüllt.

9.7 Pulmonalinsuffizienz

9.7.1 Pulmonalinsuffizienz, allgemein

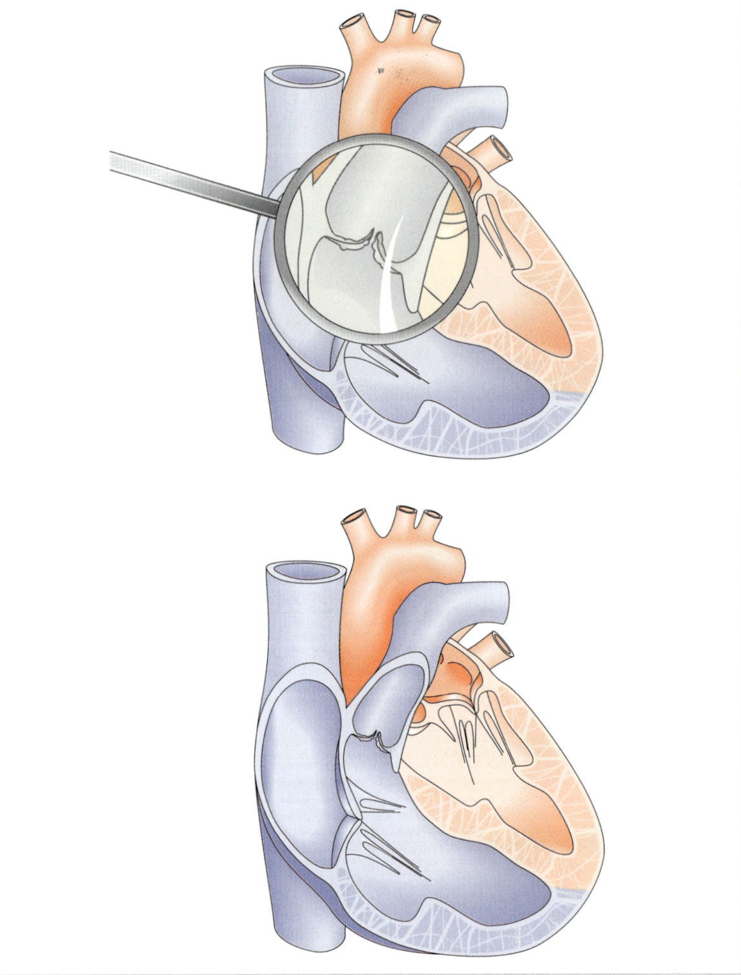

Abb. 9.51
Oben: Degenerative Klappenveränderungen bei Pulmonalinsuffizienz.
Unten: Die Volumenbelastung führt zur rechtsventrikulären Dilatation.

Doppler

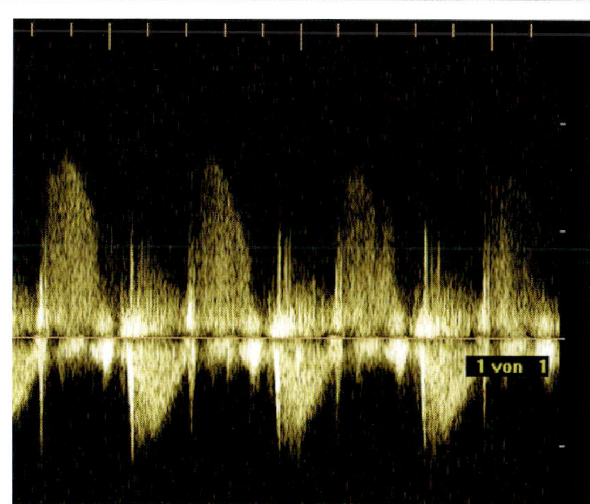

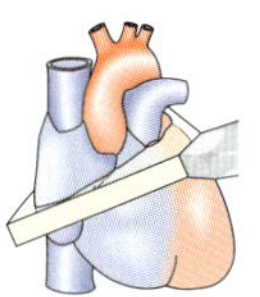

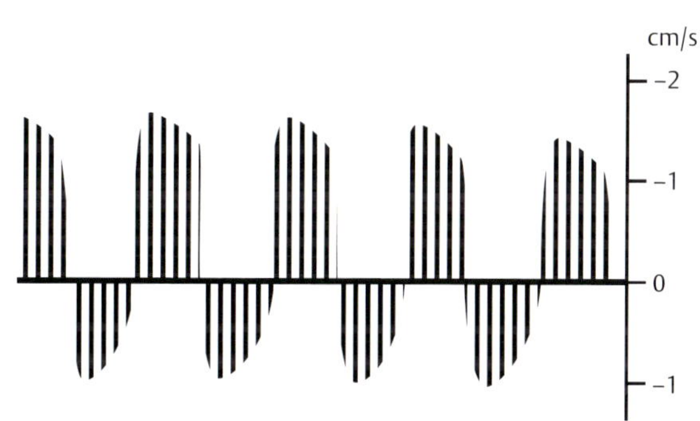

Abb. 9.52
Oben: Im cw-Doppler wird das Refluxsignal im parasternalen kurzen Fenster angelotet. Unten: Es kommt das typische schräg abfallende diastolische Signal zur Darstellung, ähnlich dem einer Aorteninsuffizienz.

9.7.2 Leichtgradige Pulmonalinsuffizienz

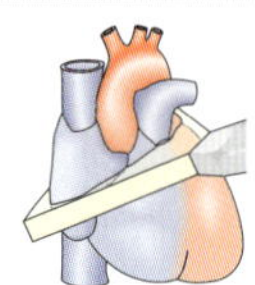

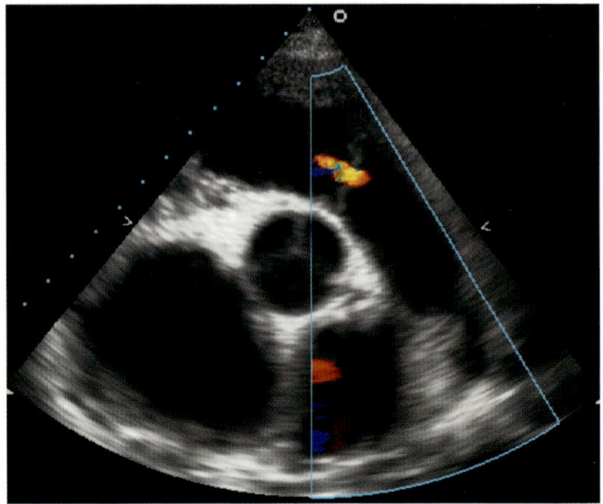

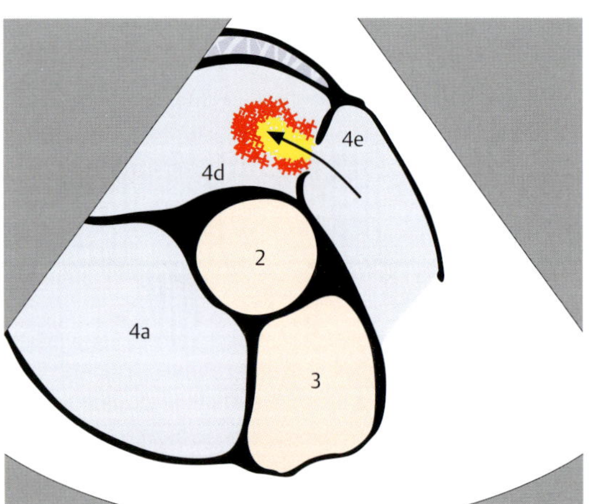

Abb. 9.53 Ein geringfügiger Reflux über der Pulmonalklappe lässt sich häufig nachweisen, ist aber nicht hämodynamisch relevant.

9.7.3 Mäßige Pulmonalinsuffizienz

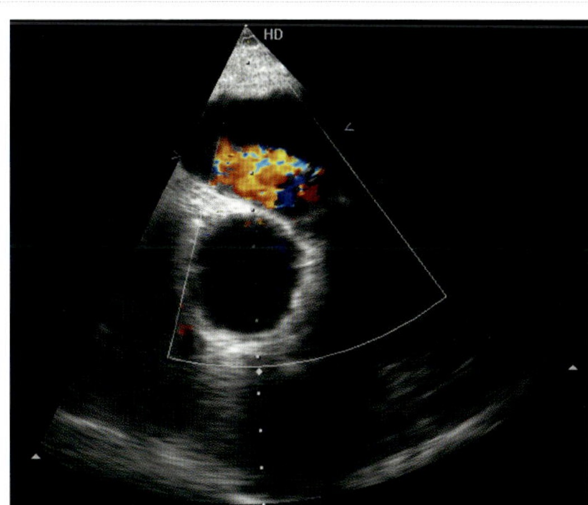

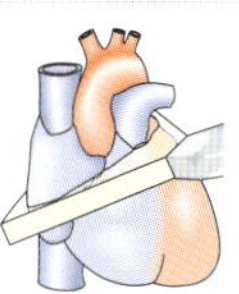

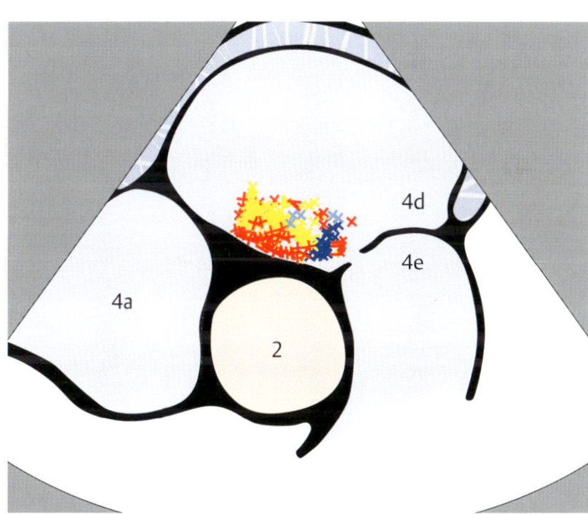

Abb. 9.54
Oben: Es zeigt sich ein deutlich größerer Reflux über der Pulmonalklappe, der bis zur Mitte des rechten Ventrikels reicht.
Unten: Aufgrund der V-förmigen Struktur des rechten Ventrikels lässt sich die Pulmonalinsuffizienz selten in nur einer Ebene komplett erfassen.

10 Koronare Herzerkrankung

10.1 Vorderwandinfarkt

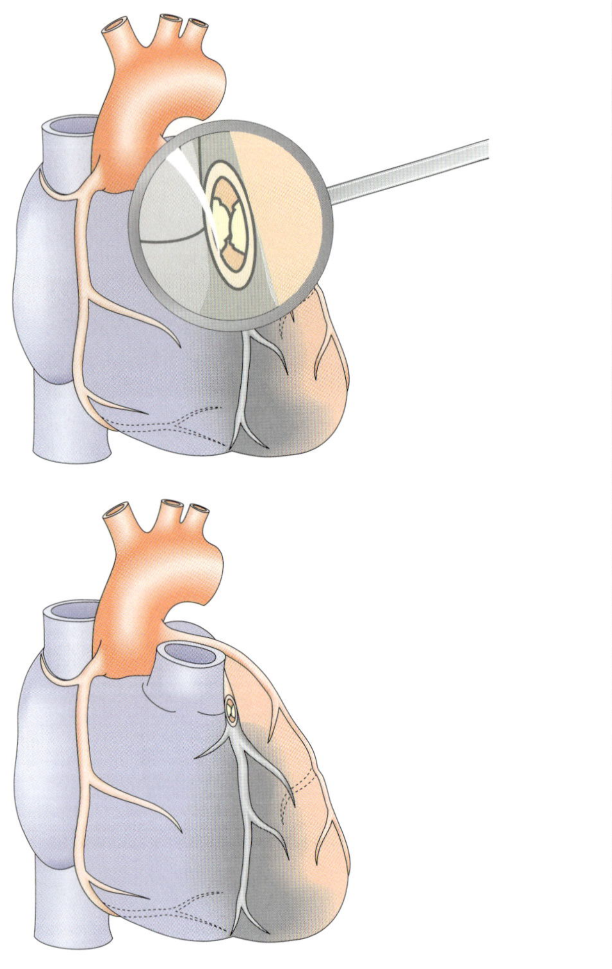

Abb. 10.1
Vorderwandinfarzierung durch Verschluss des Ramus interventricularis anterior (RIVA). Es zeigt sich eine segmental aufgehobene Kontraktilität, bei narbigem Umbau eine Verdünnung des betroffenen Myokardareals.

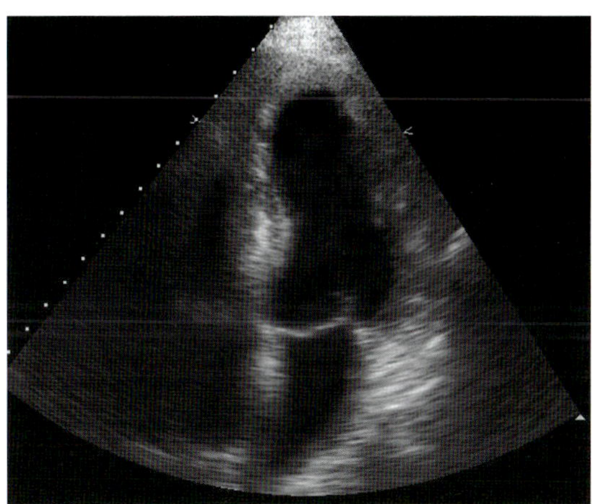

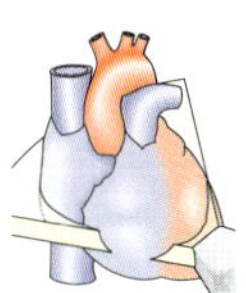

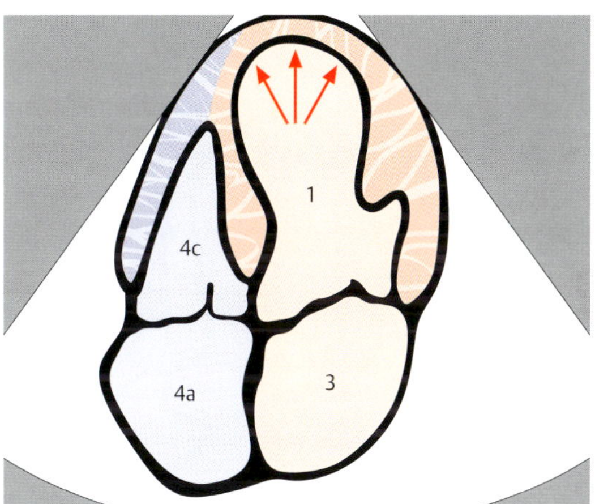

Abb. 10.2 Die Kontraktionsstörung ist in den apikalen Fenstern gut darstellbar, wobei die Ventrikelspitze meist nur eingeschränkt beurteilbar ist.

10.1.1 Komplikationen

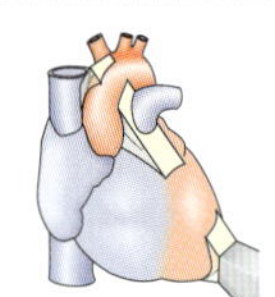

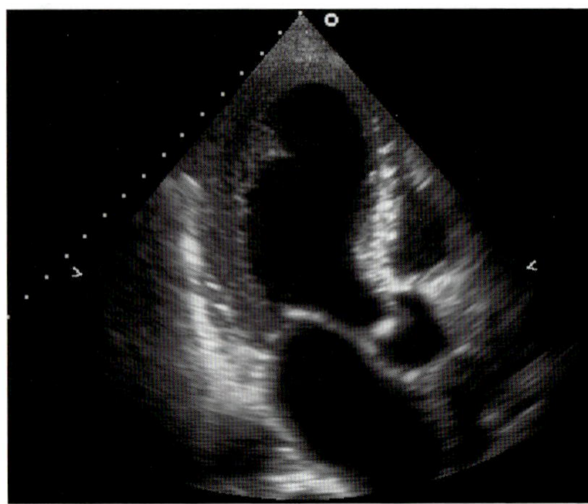

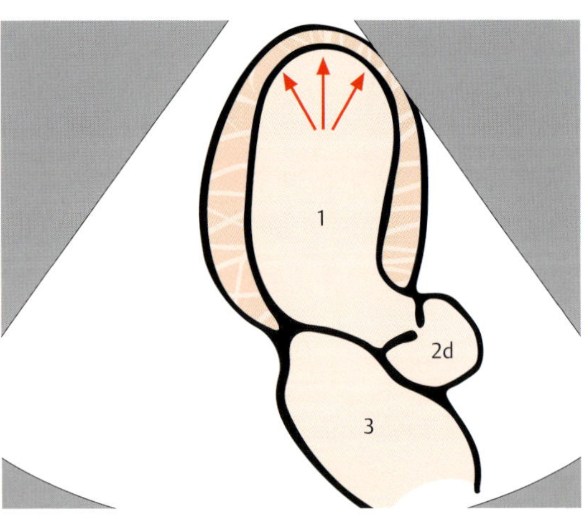

Abb. 10.3 Als typische Folge einer Vorderwandinfarzierung lässt sich eine aneurysmatische Aussackung nachweisen, die vorzugsweise von apikal nachzuweisen ist.

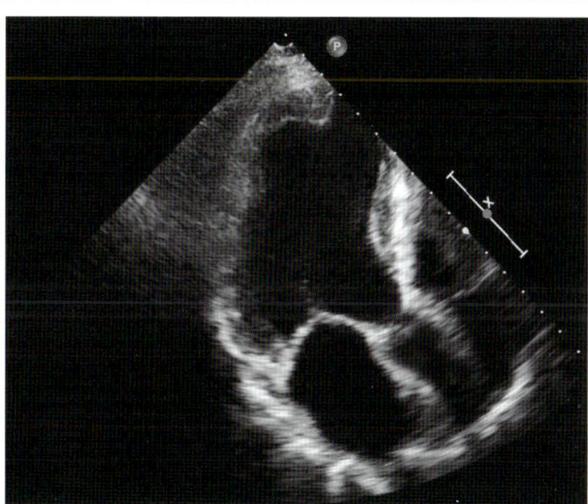

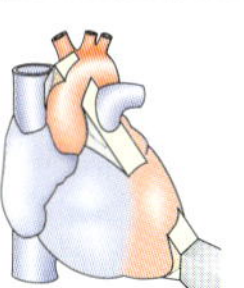

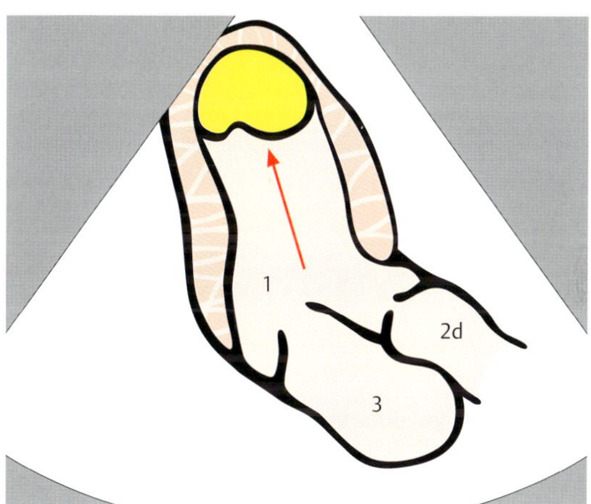

Abb. 10.4 Insbesondere bei kurz zurückliegendem Infarktereignis bilden sich Ventrikelthromben über den infarzierten Ventrikelsegmenten, die sich wie ein breitbasiger Polyp in den aneruysmatischen Arealen zeigen.

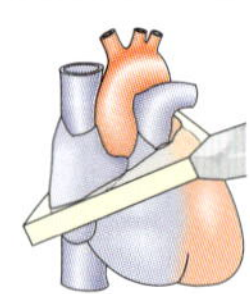

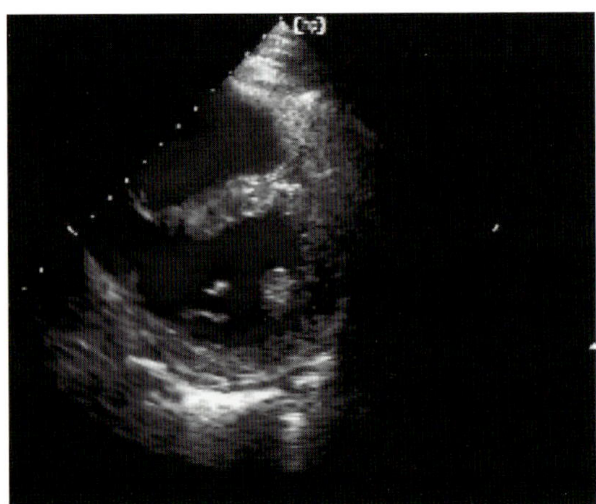

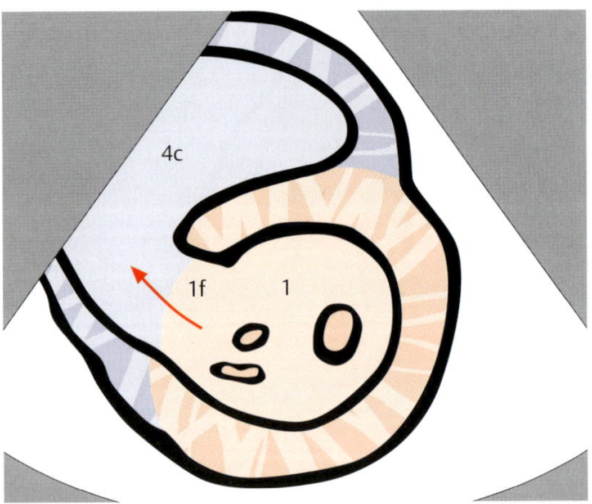

Abb. 10.5 Die Infarzierung des Ventrikelseptums kann zur Nekrose mit konsekutivem Septumdefekt führen. Im zweidimensionalen Blick ist eine Konturunterbrechung des Ventrikelseptums nachweisbar.

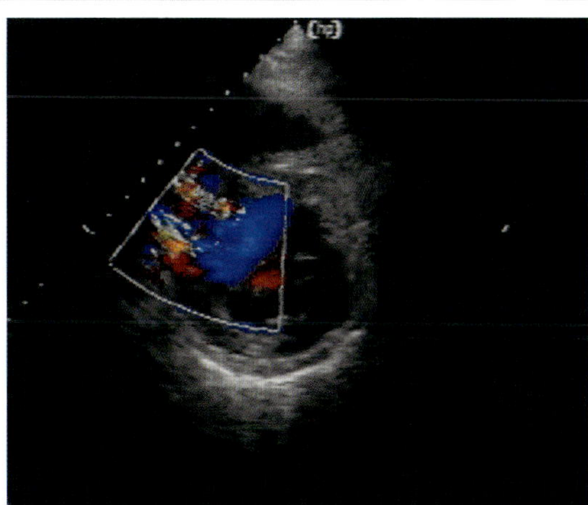

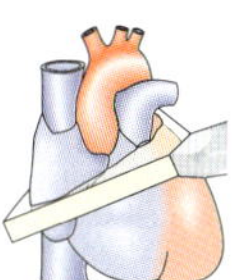

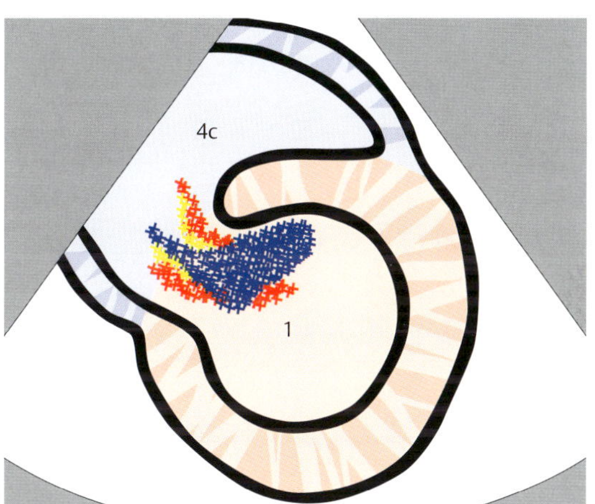

Abb. 10.6 Der Farbdoppler zeigt einen Flussübertritt in den rechten Ventrikel, wobei infolge der unterschiedlichen ventrikulären Drücke höhere Geschwindigkeiten nachzuweisen sind.

10.2 Seitenwandinfarkt

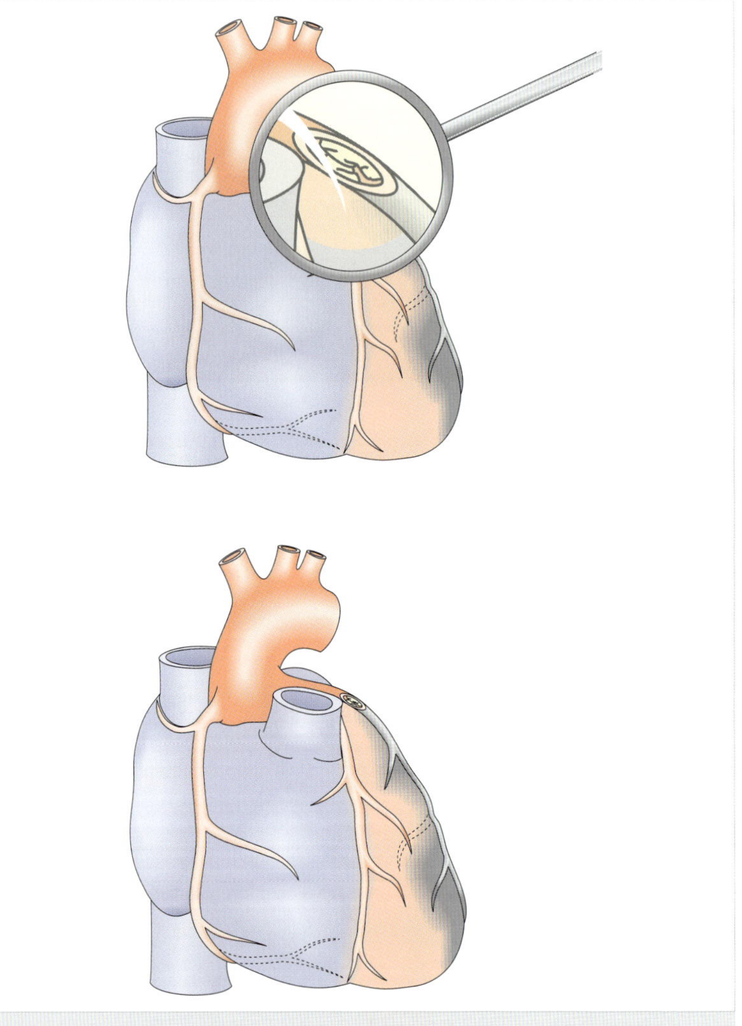

Abb. 10.7 Myokardinfarkt durch Verschluss des Ramus circumflexus (RCX) mit aufgehobener Kontraktilität der Seitenwand.

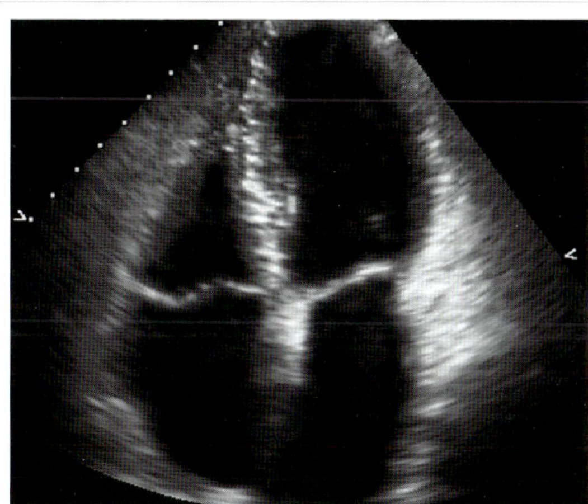

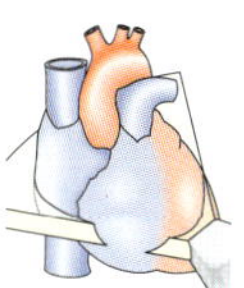

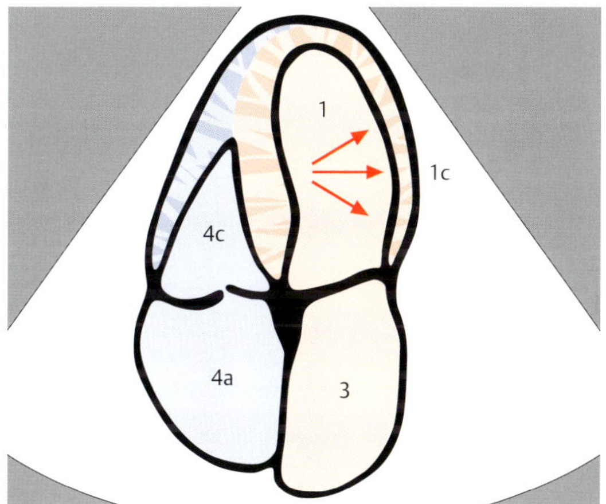

Abb. 10.8
Oben: Die akinetischen Ventrikelsegmente können im apikalen Vierkammerblick nachgewiesen werden.
Unten: Bei älteren Infarkten besteht eine Ausdünnung der Kammermuskulatur.

10.3 Hinterwandinfarkt

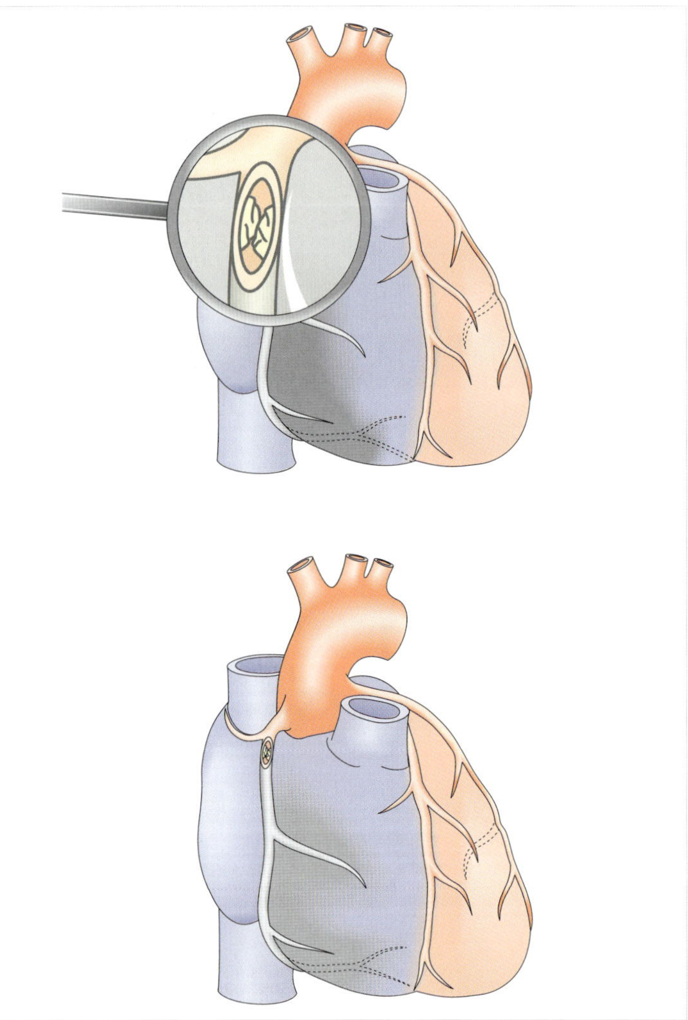

Abb. 10.9
Oben: Hinterwandinfarkt durch Verschluss der rechten Koronararterie (RCA).
Unten: Beim Rechtsversorgungstyp kann die Ventrikelspitze mit betroffen sein.

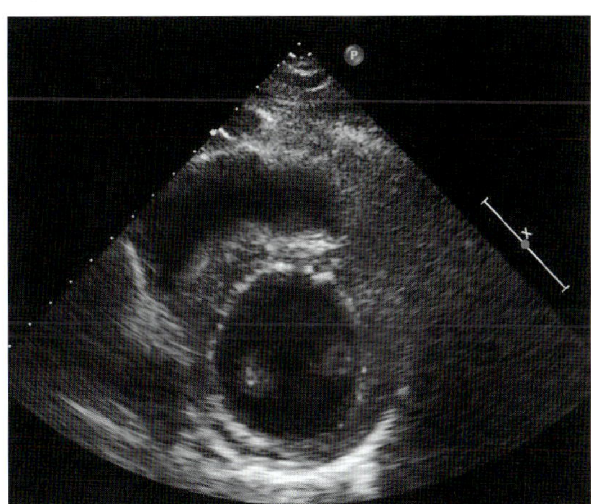

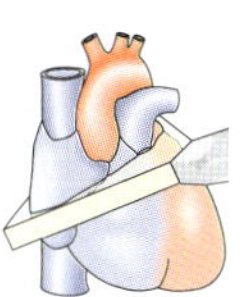

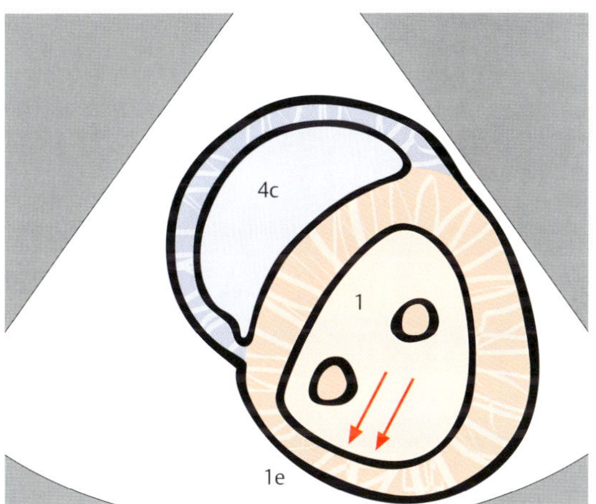

Abb. 10.10
Oben: Das akinetische Hinterwandareal sieht man in der parasternalen kurzen Achse.
Unten: In dieser Ebene lässt sich die verdünnte Myokardwand ausmessen.

10.3.1 Komplikationen

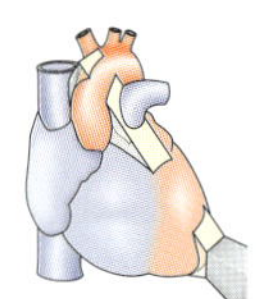

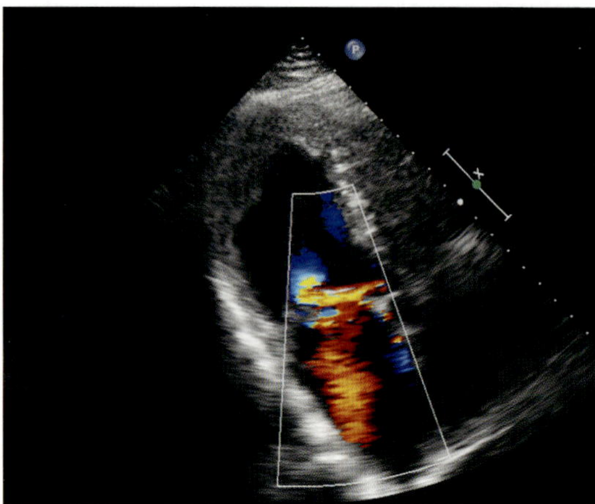

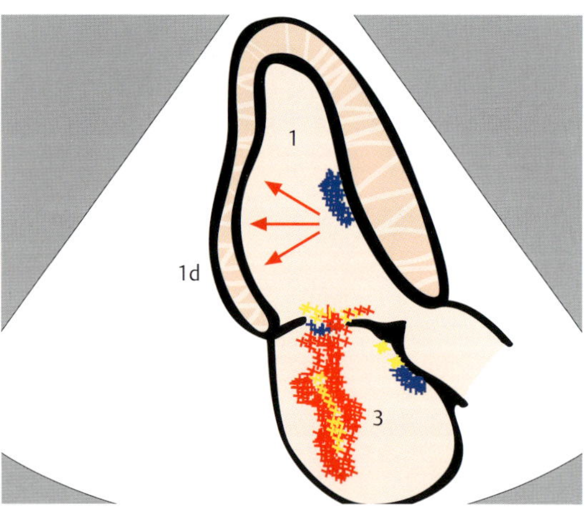

Abb. 10.11 Bei größeren Infarkten ist der posteromediale Papillarmuskel in die Infarktzone eingeschlossen. Es resultiert eine Mitralinsuffizienz mit exzentrischem Verlauf der Refluxwolke.

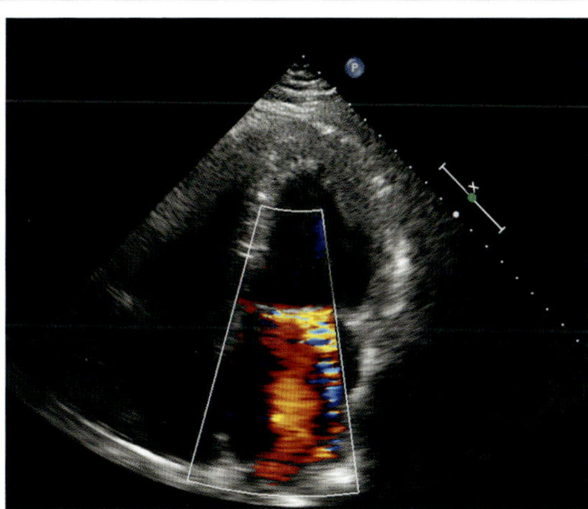

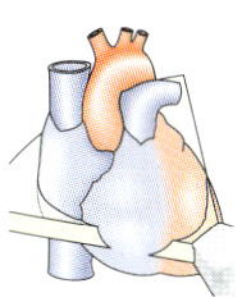

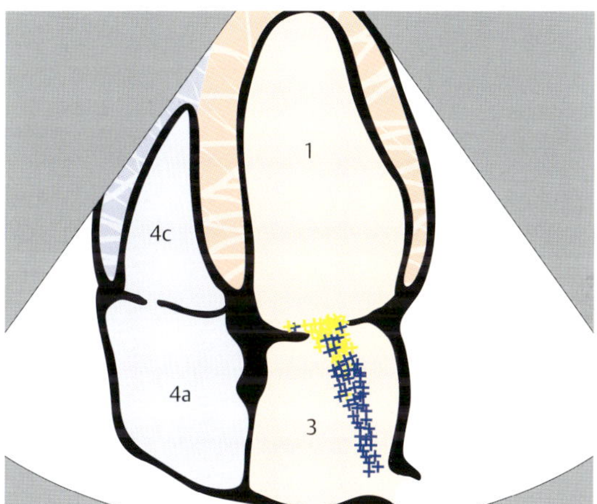

Abb. 10.12 Zeigt sich eine höhergradige Mitralinsuffizienz nach Hinterwandinfarkt, sollte ergänzend eine transösophageale Untersuchung zur Frage eines Sehnenfadenabrisses durchgeführt werden.

10.4 Ischämische Kardiomyopathie

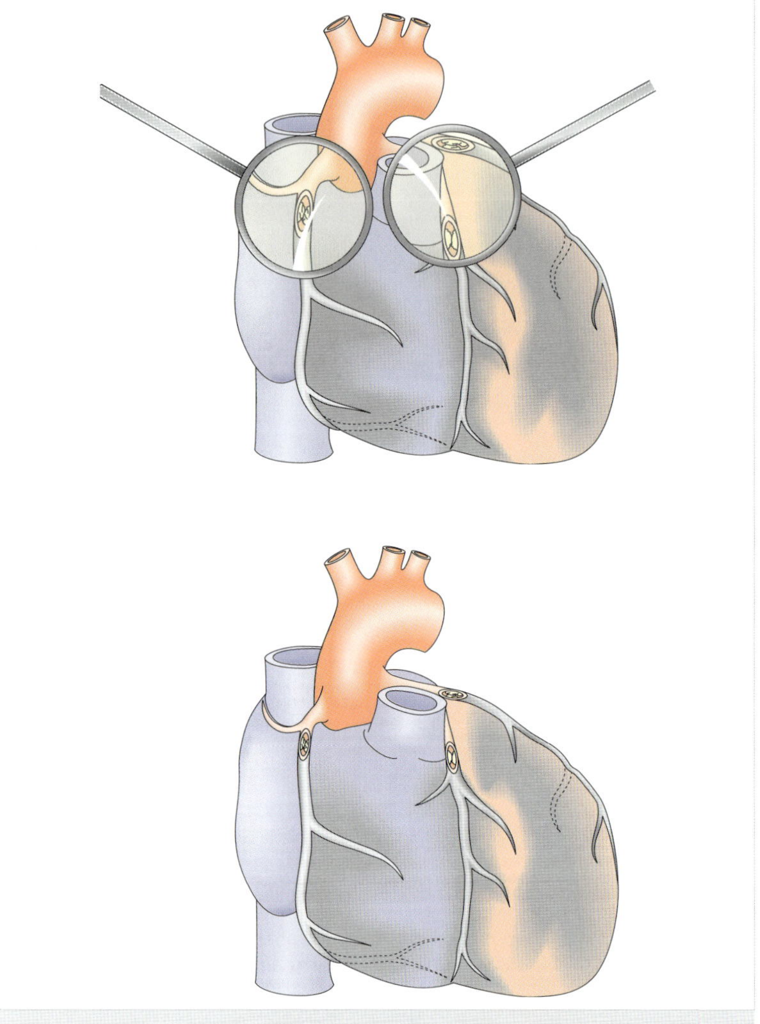

Abb. 10.13 Die großflächige Infarzierung mehrerer Myokardareale wird durch diffuse Verschlussprozesse verursacht und führt zur Dilatation des linken Ventrikels.

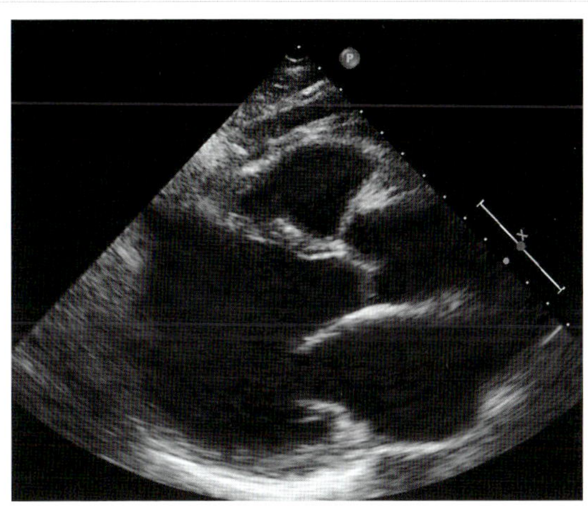

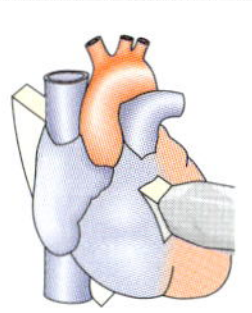

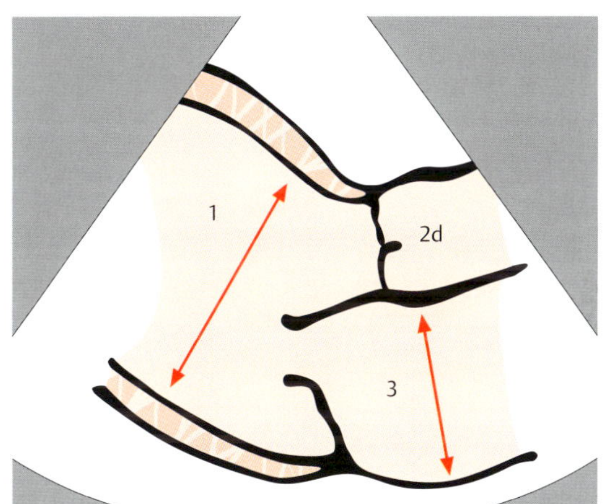

Abb. 10.14 Im parasternalen langen Fenster zeigt sich der dilatierte linke Ventrikel, wobei der linke Vorhof meist ebenfalls vergrößert ist.

III

10.4.1 M-Mode

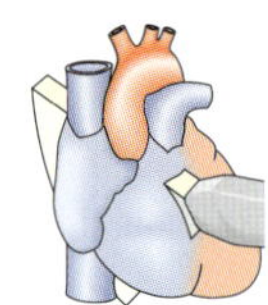

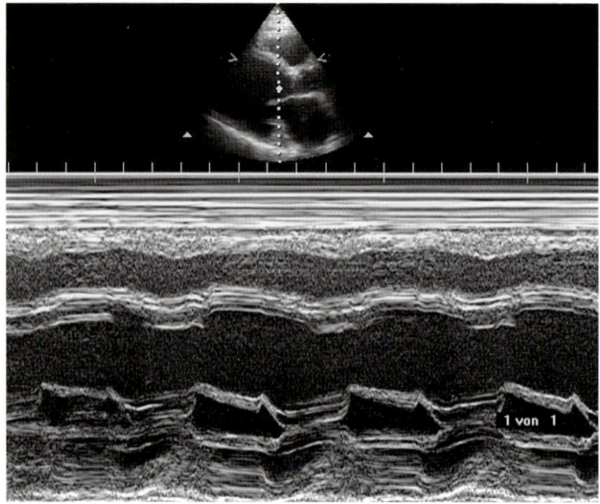

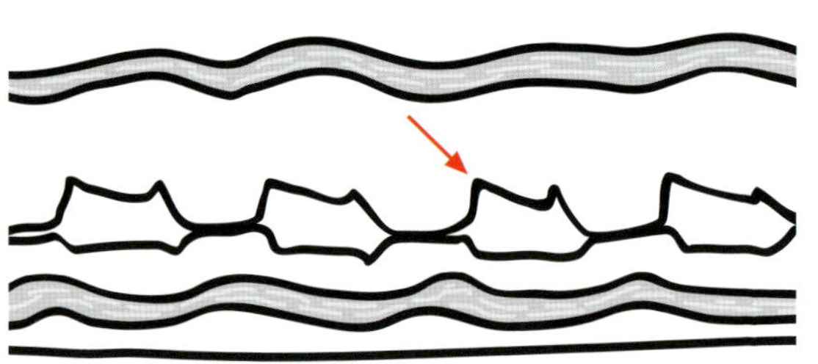

Abb. 10.15 Der M-Mode über der Mitralklappe zeigt eine geringe Öffnungsamplitude als Ausdruck des verminderten transmitralen Einstroms.

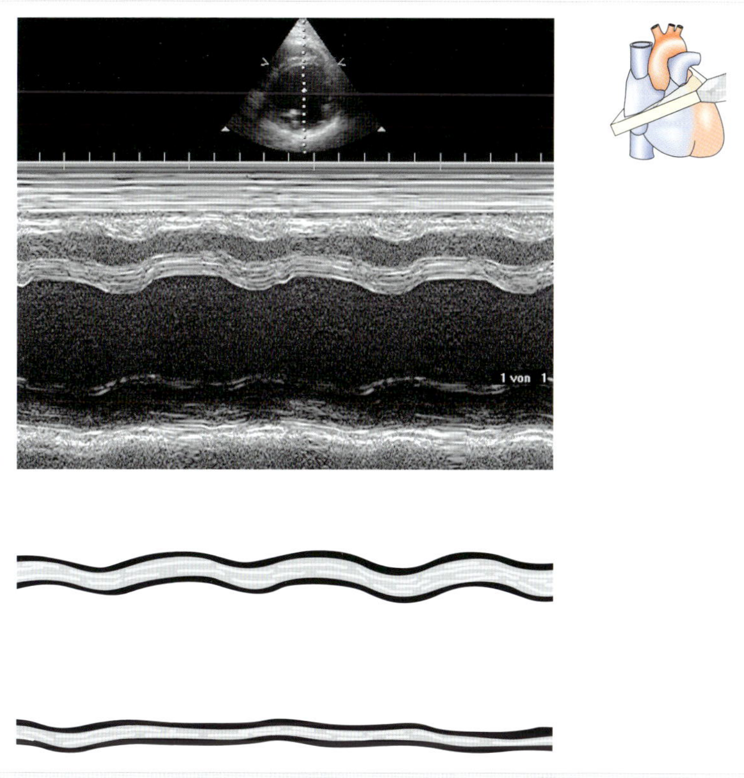

Abb. 10.16 Der M-Mode durch den linken Ventrikel dokumentiert sowohl die verminderte systolische Kontraktion als auch den vergrößerten Diameter des linken Ventrikels.

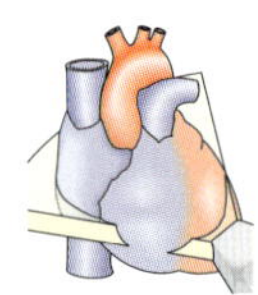

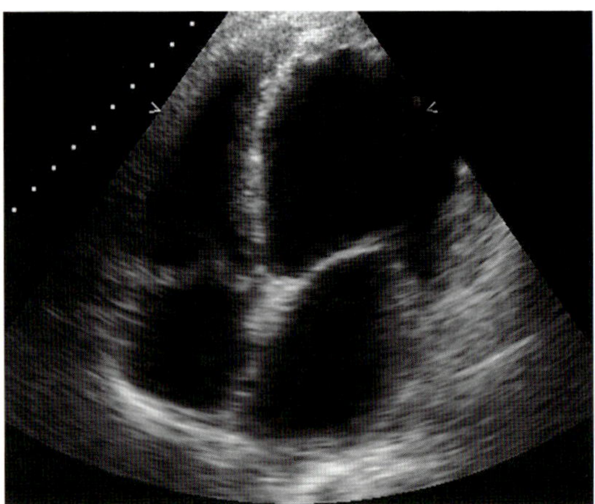

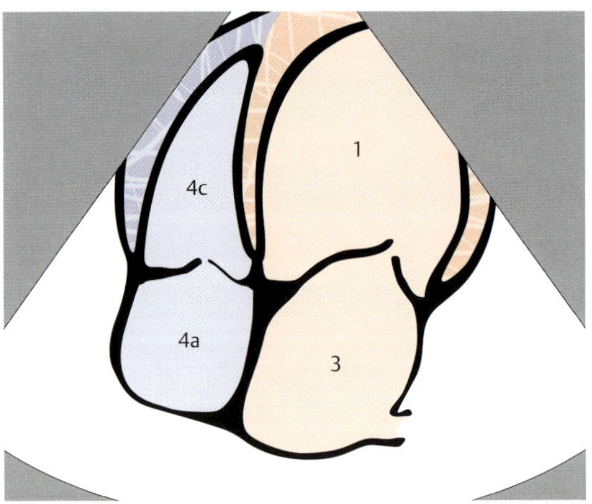

Abb. 10.17 Die Ventrikelkontraktionen sind in den apikalen Schnittebenen zu analysieren, wobei es aufgrund der ubiquitär geringen Kontraktion schwer fällt, zwischen infarziertem und vitalem Myokard zu unterscheiden.

10.4.2 Farbdoppler

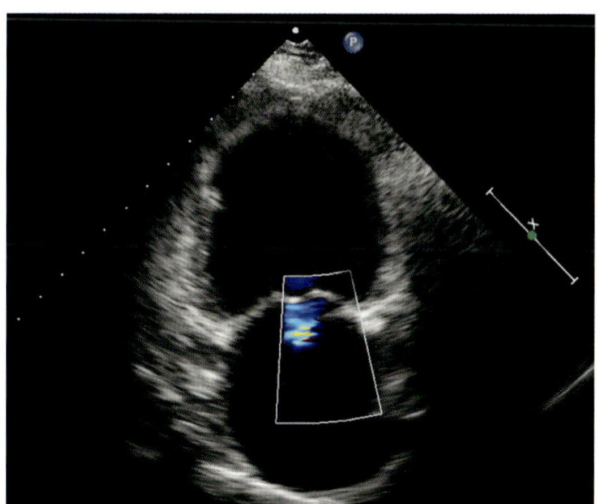

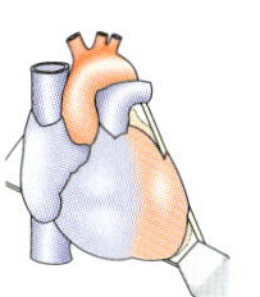

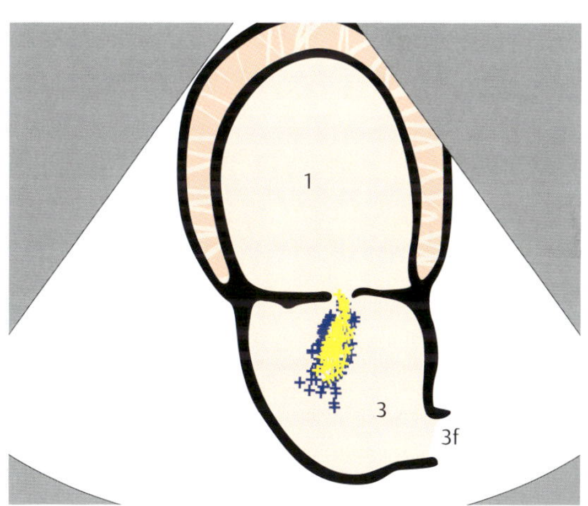

Abb. 10.18 Aufgrund der Dilatation des linken Herzens zeigt sich eine Mitralinsuffizienz, die meist nur gering ausgeprägt ist und keine hämodynamische Relevanz hat.

III

11 Kardiomyopathien

11.1 Dilatative Kardiomyopathie (DCM)

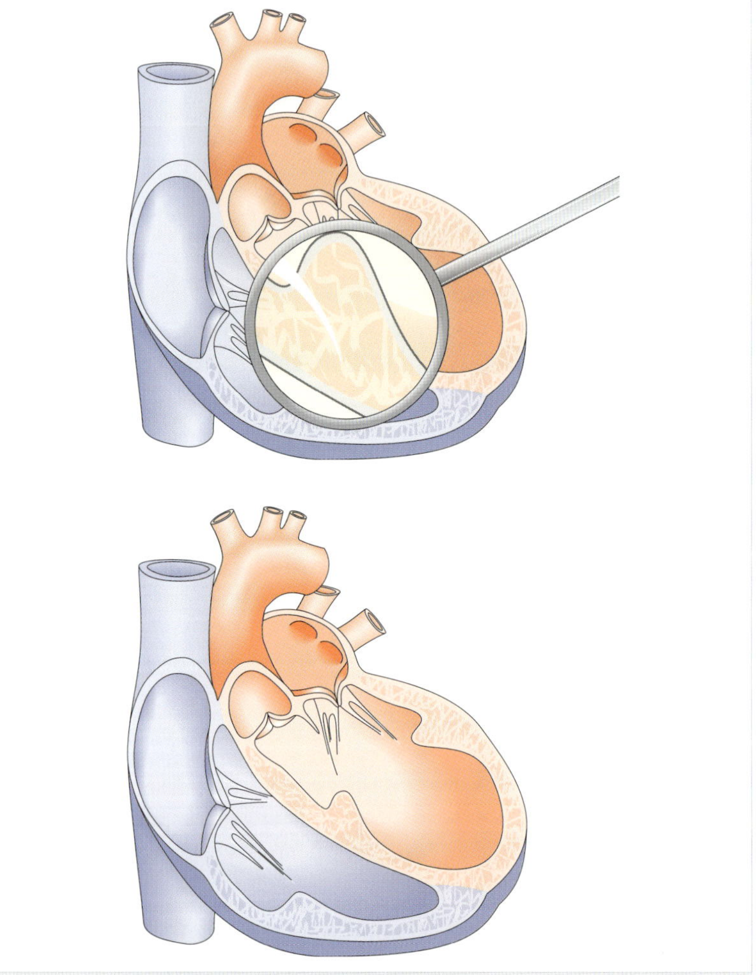

Abb. 11.1 Diffuse Herzmuskelerkrankung bei dilatativer Kardiomyopathie mit charakteristischer Erweiterung aller Herzhöhlen.

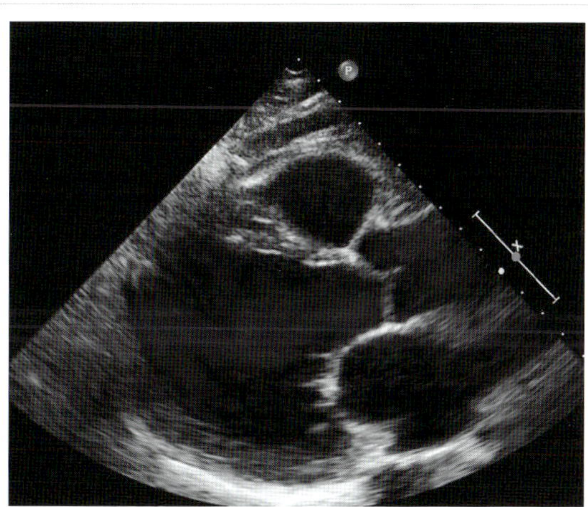

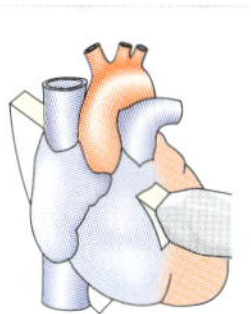

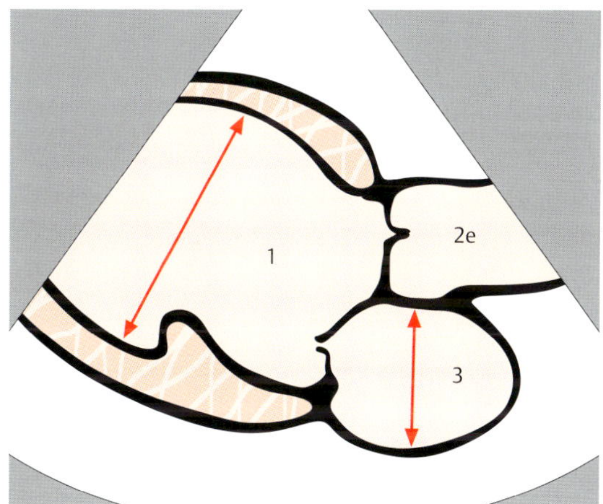

Abb. 11.2
Oben: Die Durchmesser des dilatierten linken Ventrikels und des linken Vorhofs lassen sich vorzugsweise in der parasternalen langen Achse bestimmen.
Unten: Auffallend sind die eingeschränkte Kontraktilität sowie häufig eine Tachykardie.

11.1.1 M-Mode

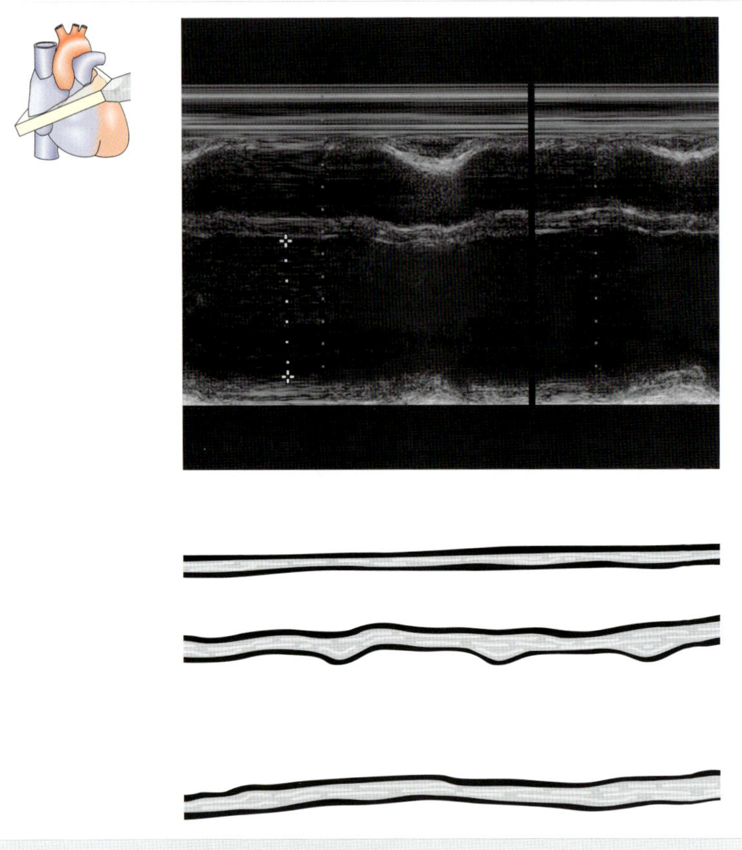

Abb. 11.3 Im ventrikulären M-Mode werden die systolischen und diastolischen Diameter des linken Ventrikels bestimmt. Die eingeschränkte linksventrikuläre Funktion dokumentiert sich in der fast aufgehobenen systolischen Einwärtsbewegung.

11.1.2 Doppler

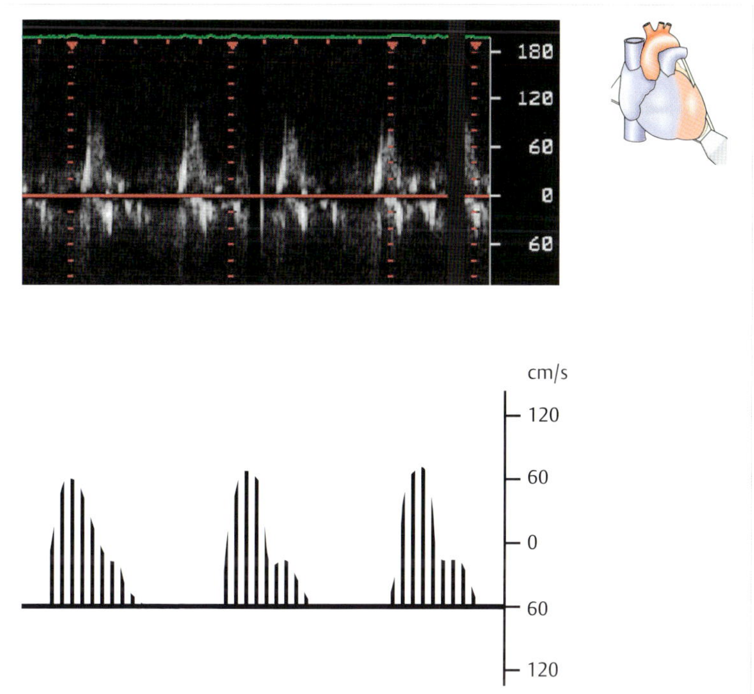

Abb. 11.4 Der pw-Doppler über der Mitralklappe zeigt eine Tachykardie und reduzierte Flussgeschwindigkeiten, die Ausdruck des verminderten Schlagvolumens sind.

11.1.3 Farbdoppler

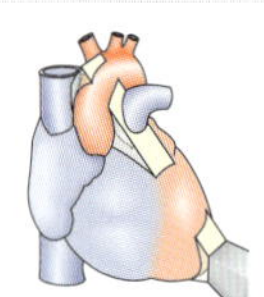

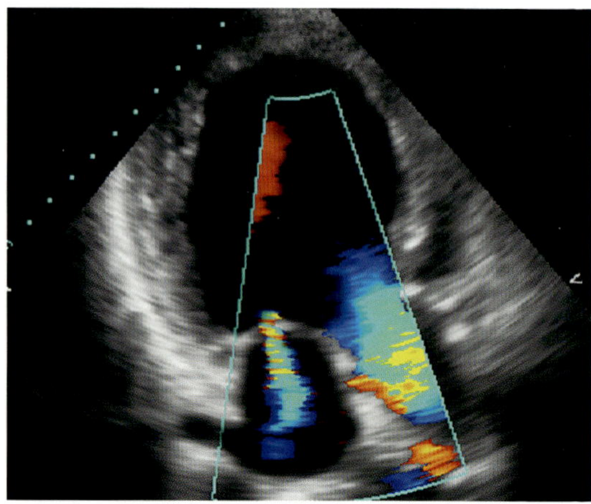

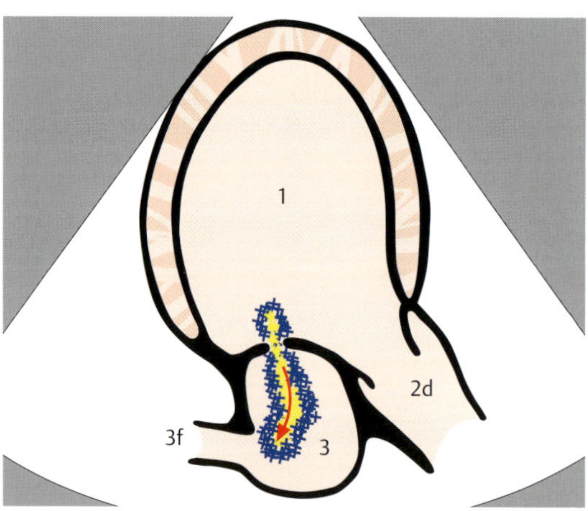

Abb. 11.5 Aufgrund der Dilatation lässt sich eine (relative) Mitralinsuffizienz häufig nachweisen, die meist nur gering ist. Bei höhergradiger Mitralinsuffizienz empfiehlt sich die ergänzende transösophageale Untersuchung.

11.1.4 Komplikationen

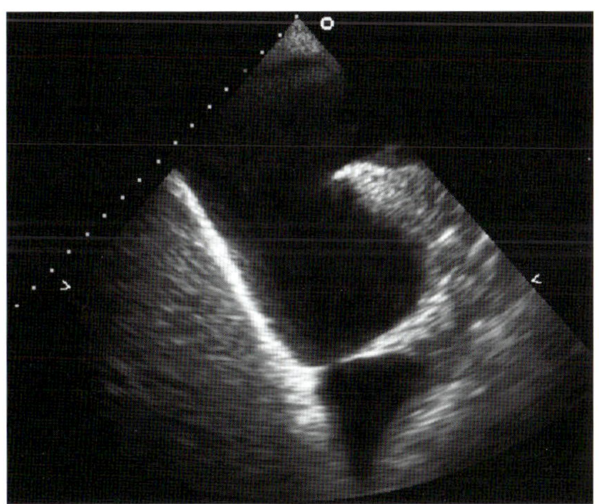

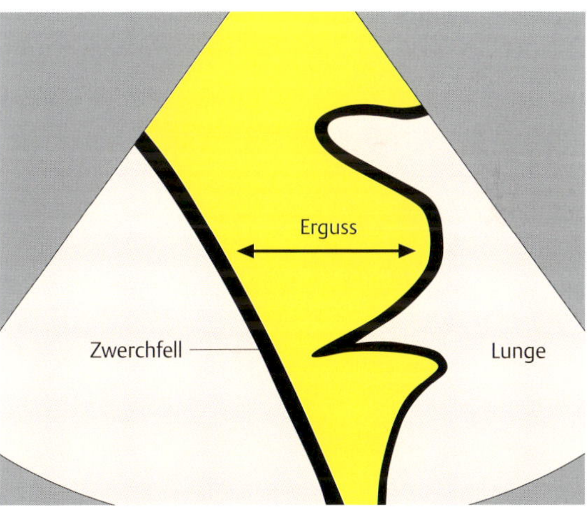

Abb. 11.6 Als Ausdruck der gestörten Pumpfunktion können sich Ergüsse im Bereich der Pleura ausbilden. Diese zeigen sich bei Anlotung des Zwerchfells in den hinteren Axillarlinien (Rückenlage des Patienten).

11.2 Hypertrophe obstruktive Kardiomyopathie (HOCM)

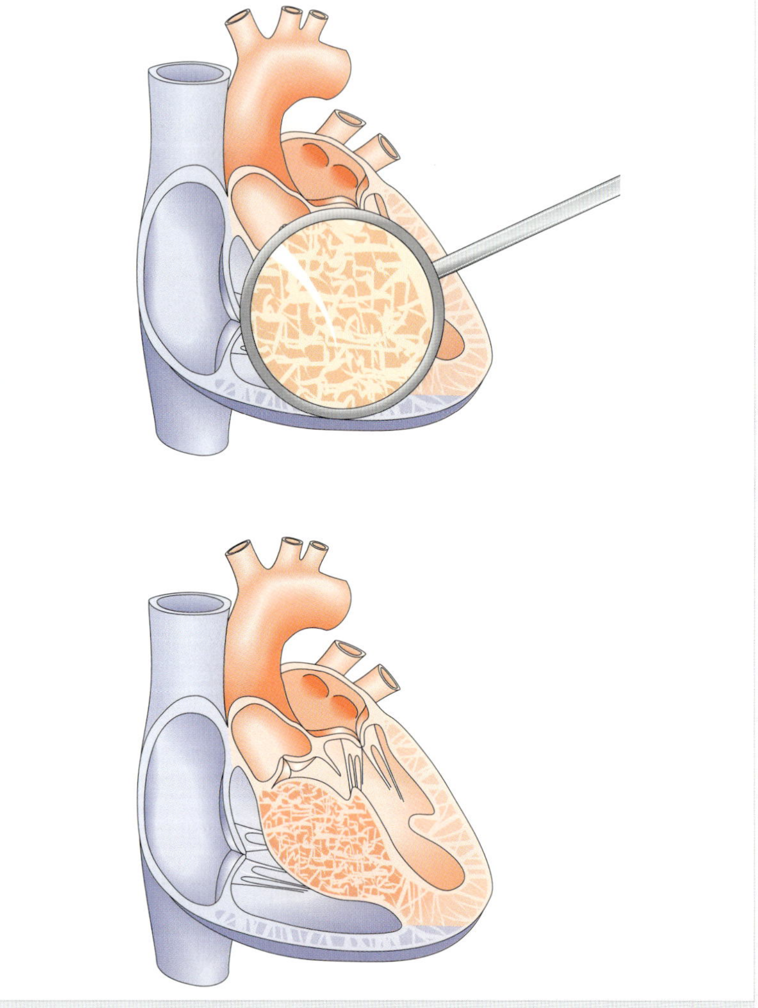

Abb. 11.7 Isolierter Hypertrophieprozess im Bereich des interventrikulären Septums mit Behinderung des systolischen Ausstroms aus der linken Kammer.

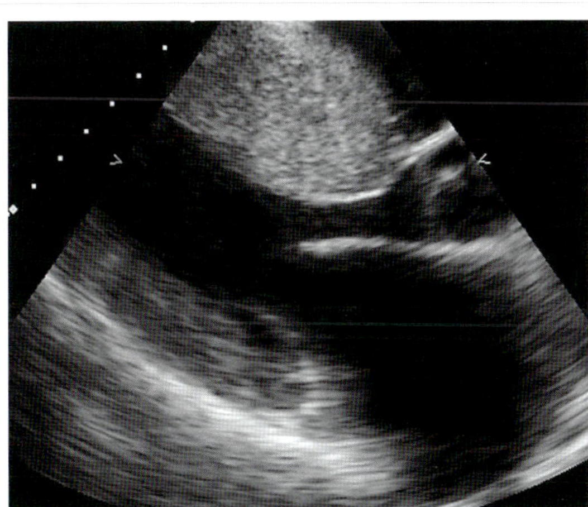

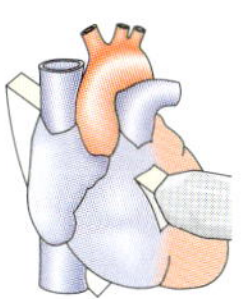

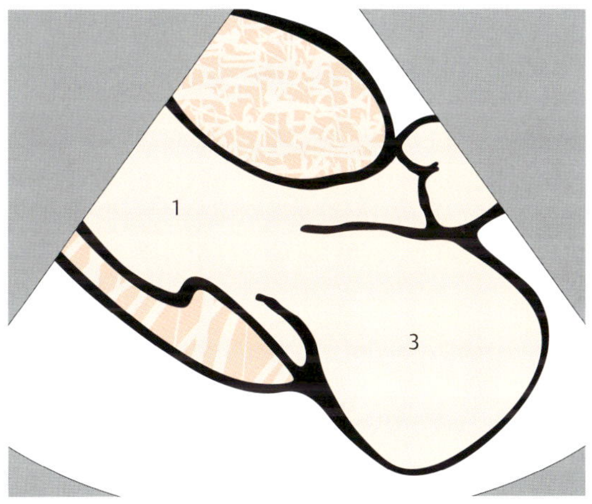

Abb. 11.8 Die Septumhypertrophie kommt im parasternalen Fenster als ballonartige Auftreibung zur Darstellung.

11.2.1 Doppler

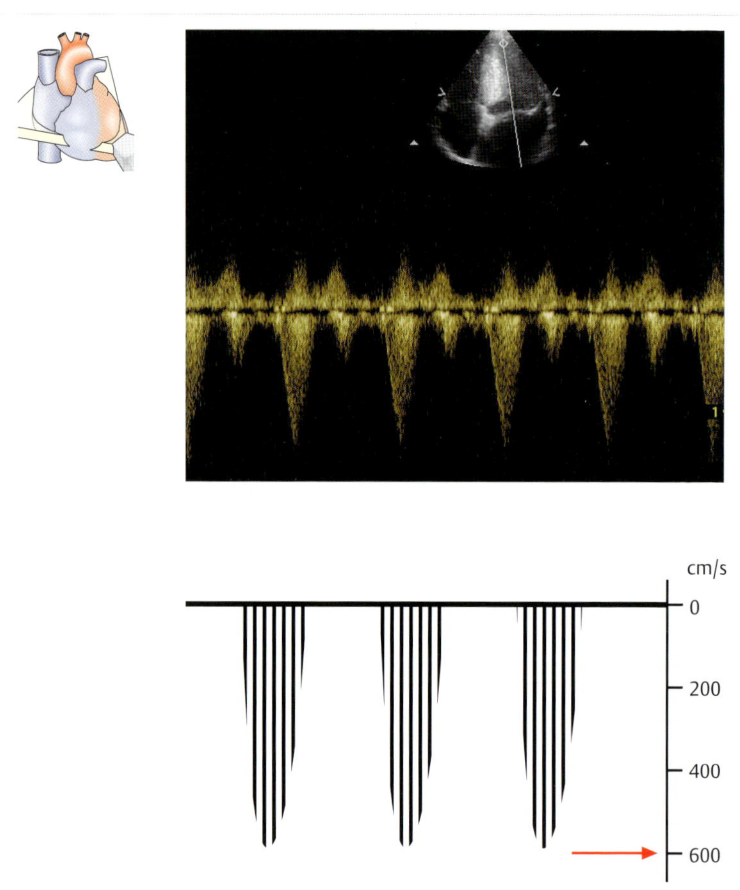

Abb. 11.9
Oben: Die cw-Messung wird vom apikalen Drei- bzw. Fünfkammerblick in den Ausstromtrakt des linken Ventrikels gelegt.
Unten: Es zeigt sich ein säbelscheidenartiger Gradient als Ausdruck der Ausstrombahn-obstruktion.

11.2.2 Farbdoppler

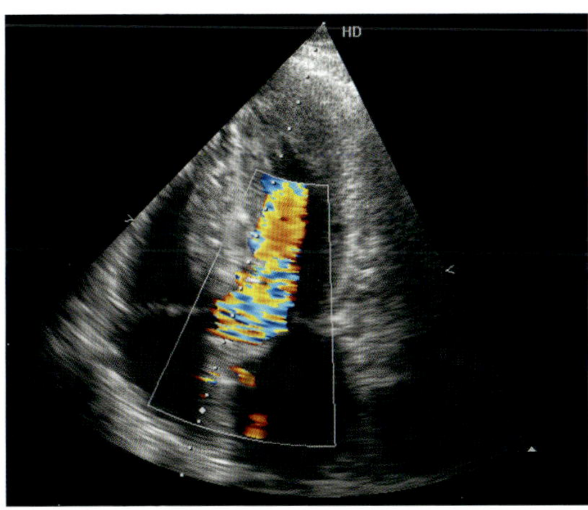

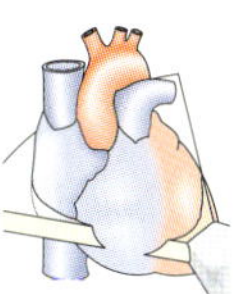

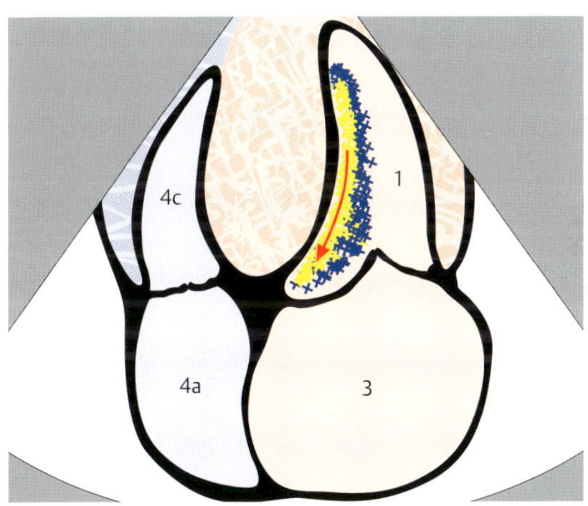

Abb. 11.10 Im Farbdoppler markiert der Farbumschlag neben dem hypertrophierten Septum die infundibuläre Flussbeschleunigung. Die Quantifizierung (Druckgradient in Ruhe bzw. nach Provokationsmanövern) ist Domäne der cw-Messung.

III

11.3 Hypertrophe nichtobstruktive Kardiomyopathie (HNCM)

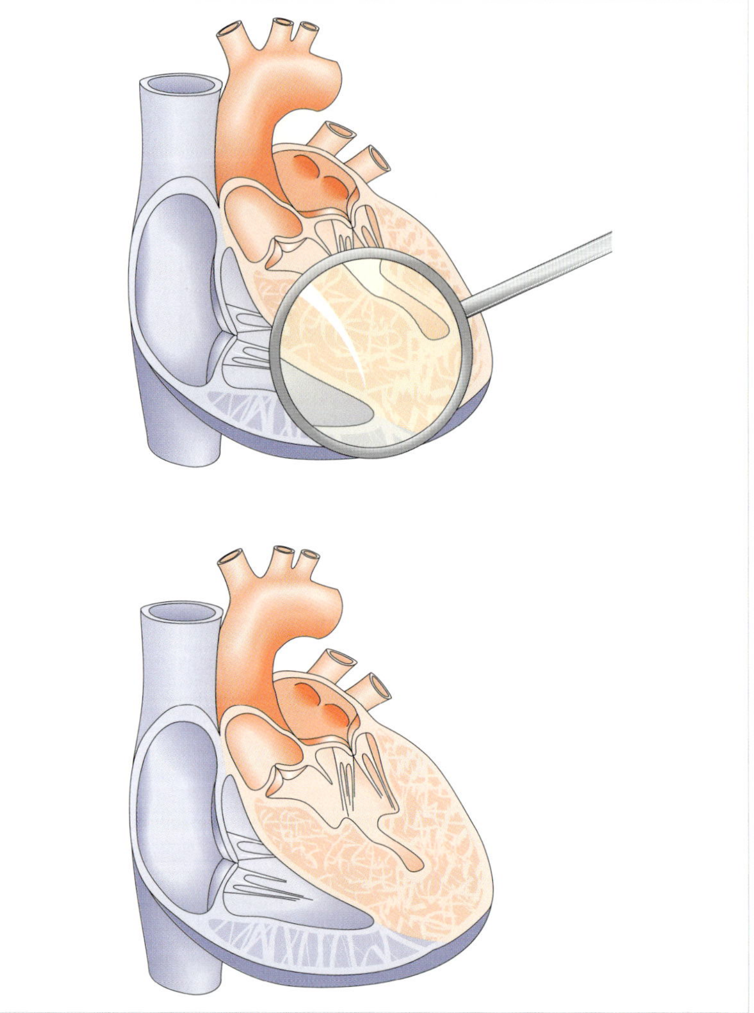

Abb. 11.11 Die abnorme Verdickung der Muskulatur umfasst alle Ventrikelareale und führt zur Verkleinerung des Ventrikelkavums.

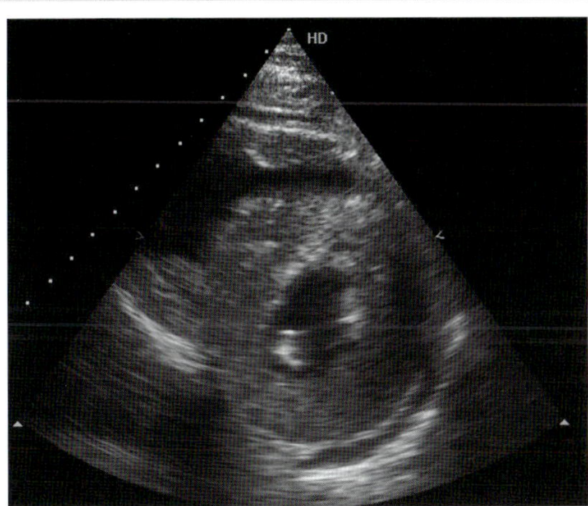

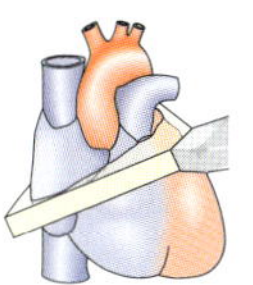

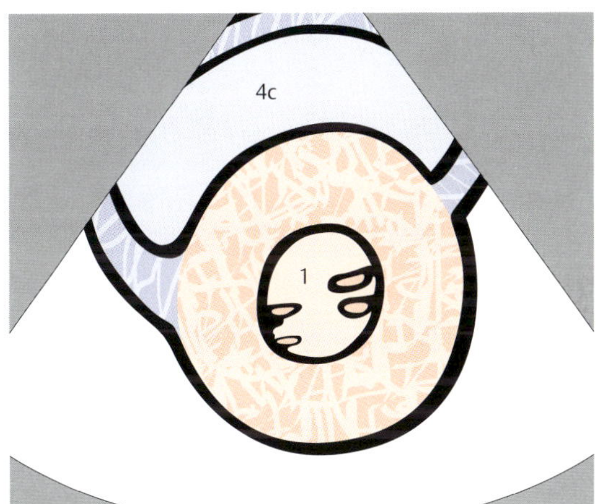

Abb. 11.12 Im Querschnitt zeigt sich eine gleichmäßige Hypertrophie mit nur noch geringem Restvolumen des linken Ventrikels.

III

11.3.1 M-Mode

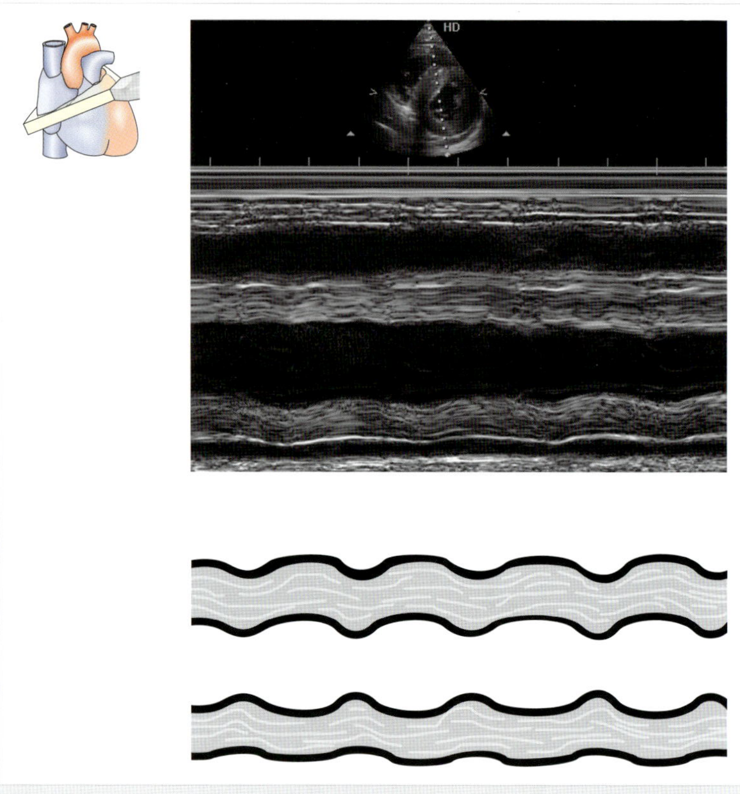

Abb. 11.13 Der M-Mode zeigt die Hypertrophie der Vorder- und Hinterwand mit reduzierter systolischer Kontraktionsamplitude.

11.3.2 Farbdoppler

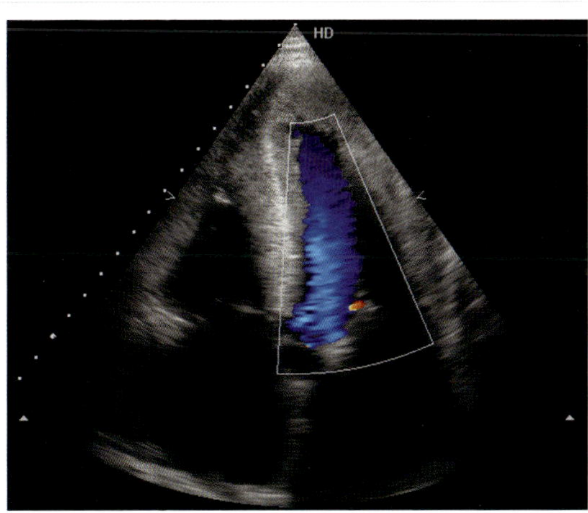

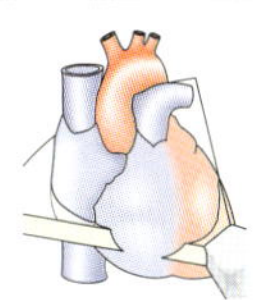

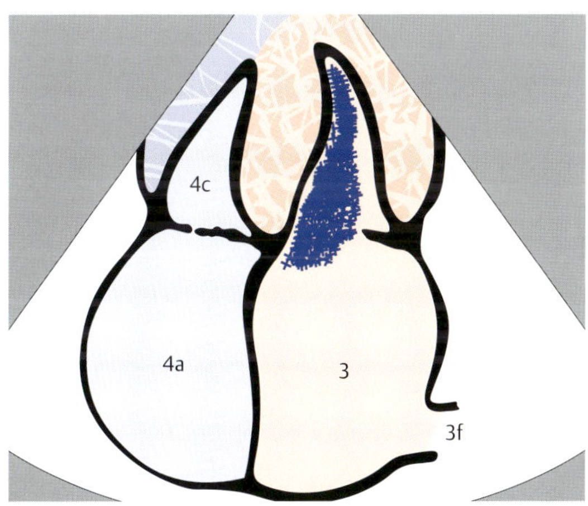

Abb. 11.14 Die Farbdopplerdarstellung weist keine systolische Flussbeschleunigung nach und belegt somit die fehlende Obstruktion.

III

12 Klappenprothesen

12.1 Bioprothese in Aortenposition

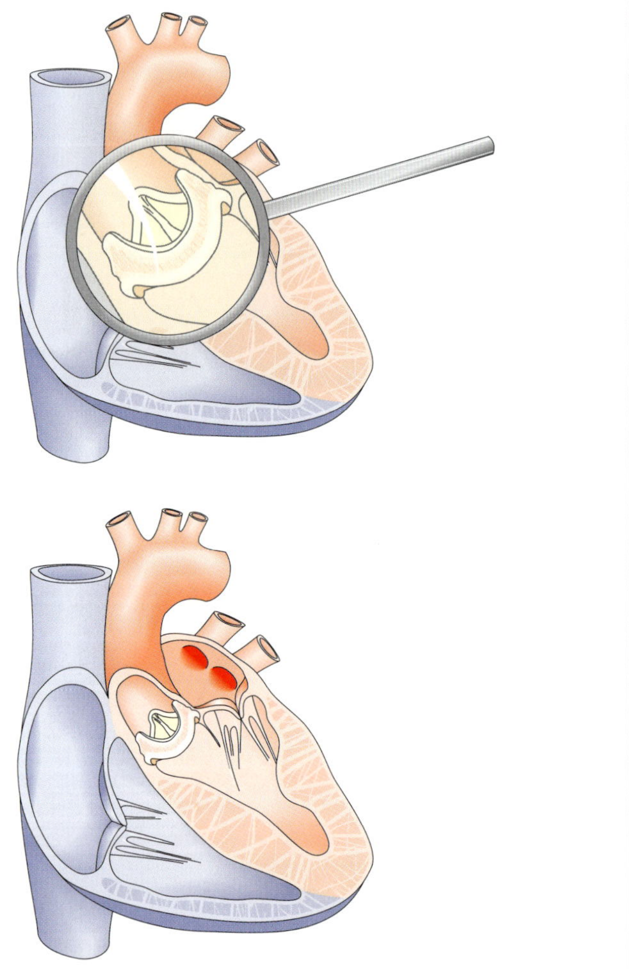

Abb. 12.1
Bioprothesen bestehen aus einem Nahtring mit Haltestreben, auf dem Klappen aus Perikard bzw. Schweineaortenklappen aufgebracht sind. Eine präoperativ meist vorliegende linksventrikuläre Hypertrophie bildet sich nach Klappenersatz zurück.

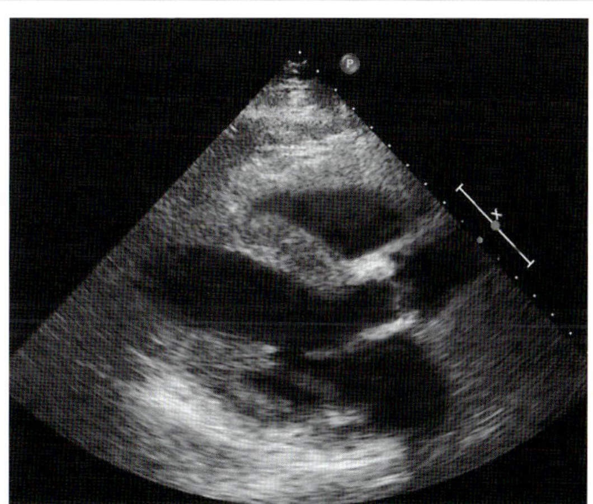

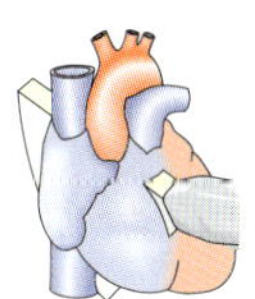

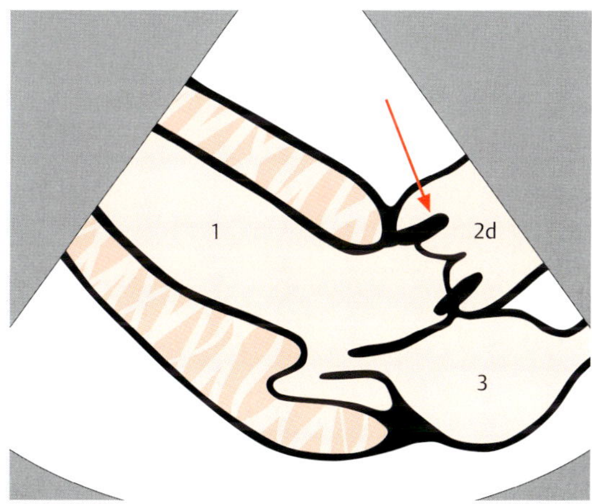

Abb. 12.2
Oben: Der Haltering der Bioprothese zeigt nur eine geringe Echogenität.
Unten: Die Aortenklappen sind im parasternalen Fenster nur eingeschränkt einsehbar.

12.1.1 Doppler

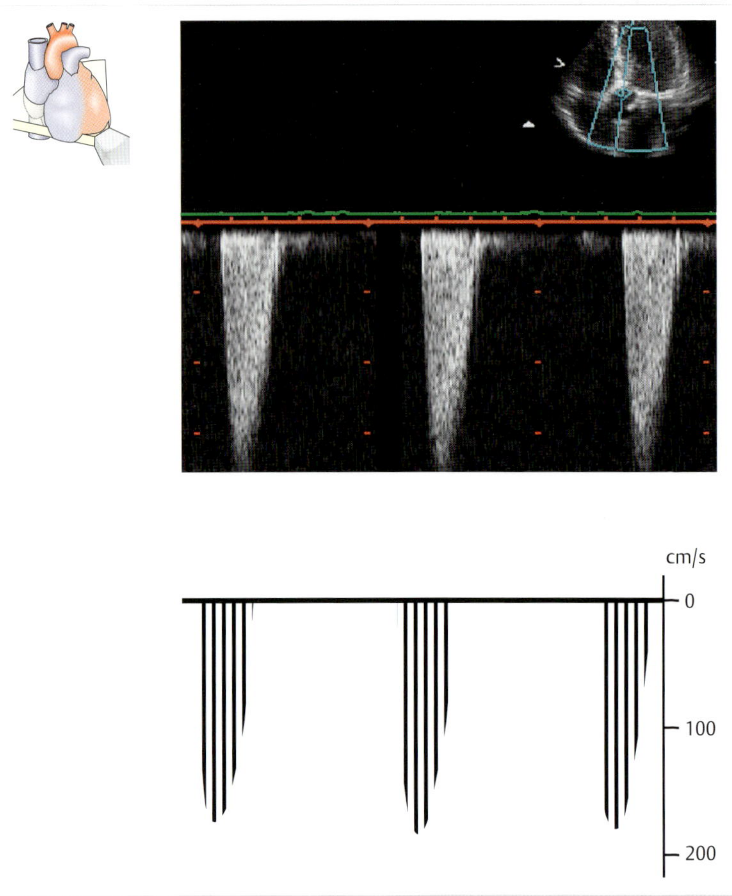

Abb. 12.3 Der cw-Doppler bildet das U-förmige Flussprofil ab, das identisch mit dem einer nativen Aortenklappe ist.

12.1.2 Farbdoppler

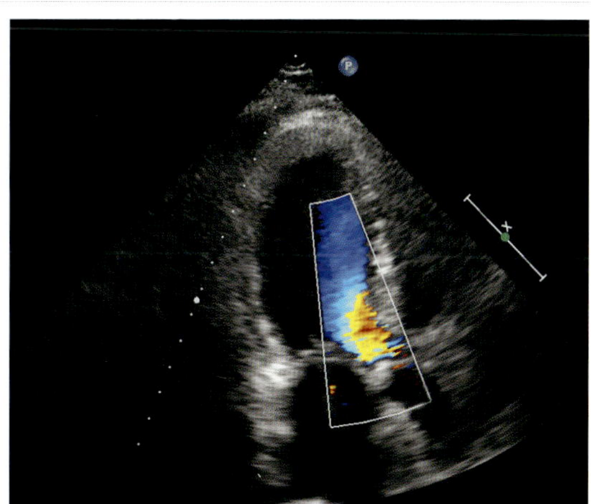

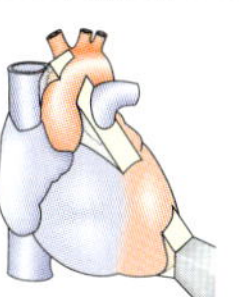

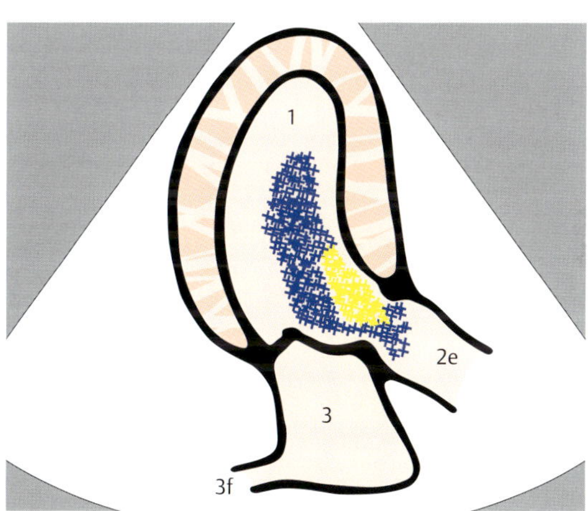

Abb. 12.4 Der Farbdoppler kann eine Flussbeschleunigung über der Klappe zeigen, die allerdings häufig nachzuweisen und meist nicht Ausdruck einer Degeneration ist.

12.2 Kunstprothese in Aortenposition

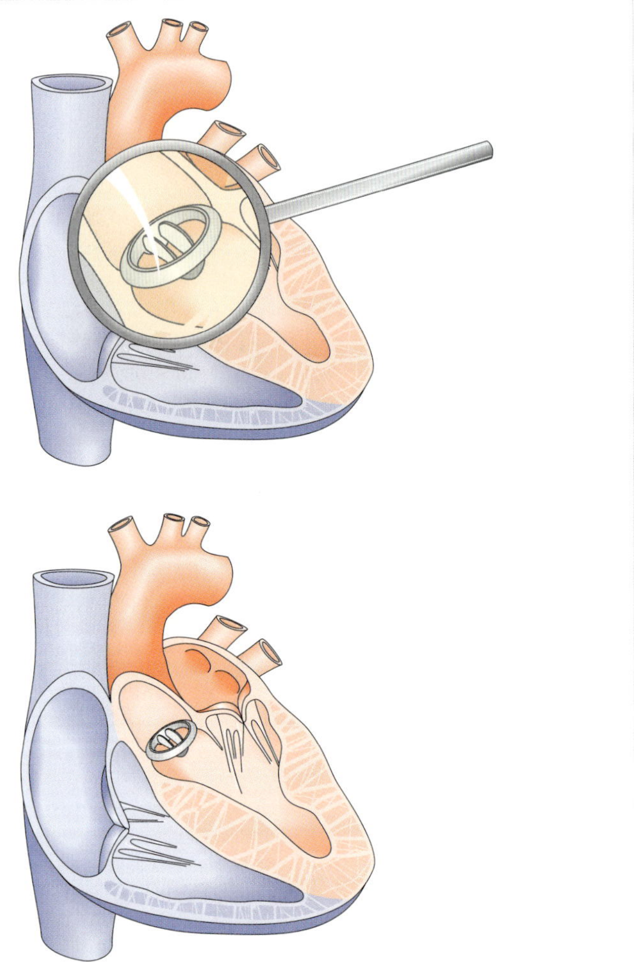

Abb. 12.5
Oben: Die derzeit gebräuchlichen Kunstprothesen bestehen aus einem Haltering und einem Doppelflügelventil.
Unten: Unmittelbar postoperativ besteht noch eine linksventrikuläre Hypertrophie, die sich üblicherweise im Verlauf zurückbildet.

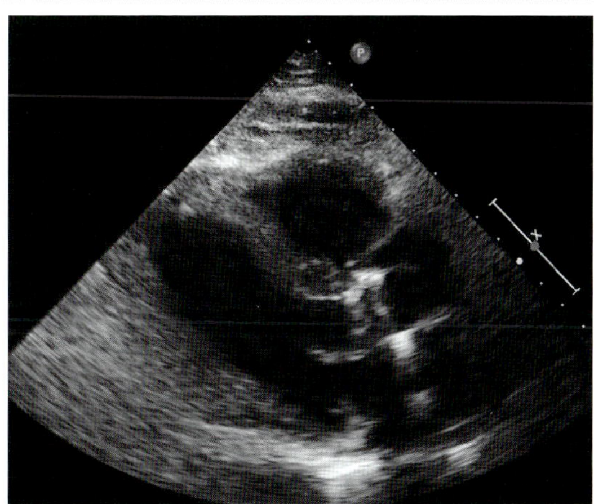

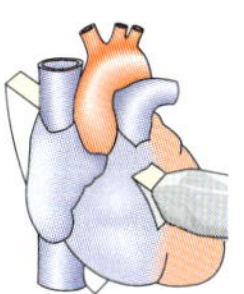

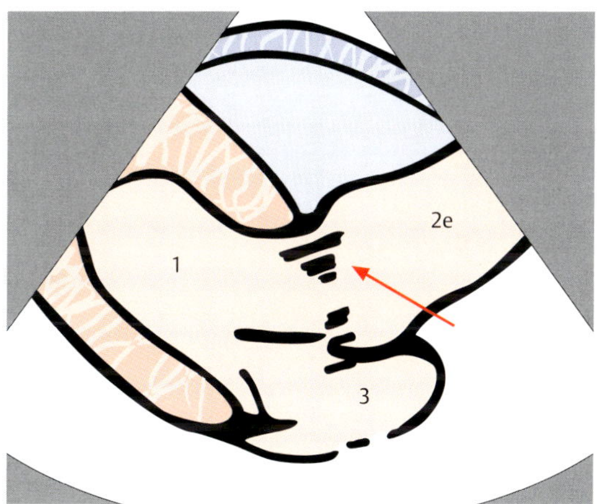

Abb. 12.6 Im parasternalen langen Fenster zeigt sich eine Artefaktüberlagerung durch die Klappenflügel. Infolge der Echoartefakte lassen sich die einzelnen Klappenstrukturen kaum abgrenzen.

12.2.1 Doppler

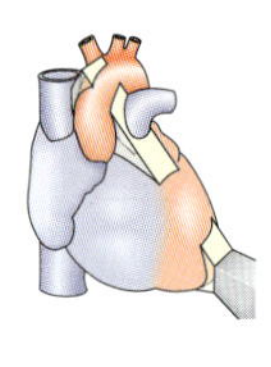

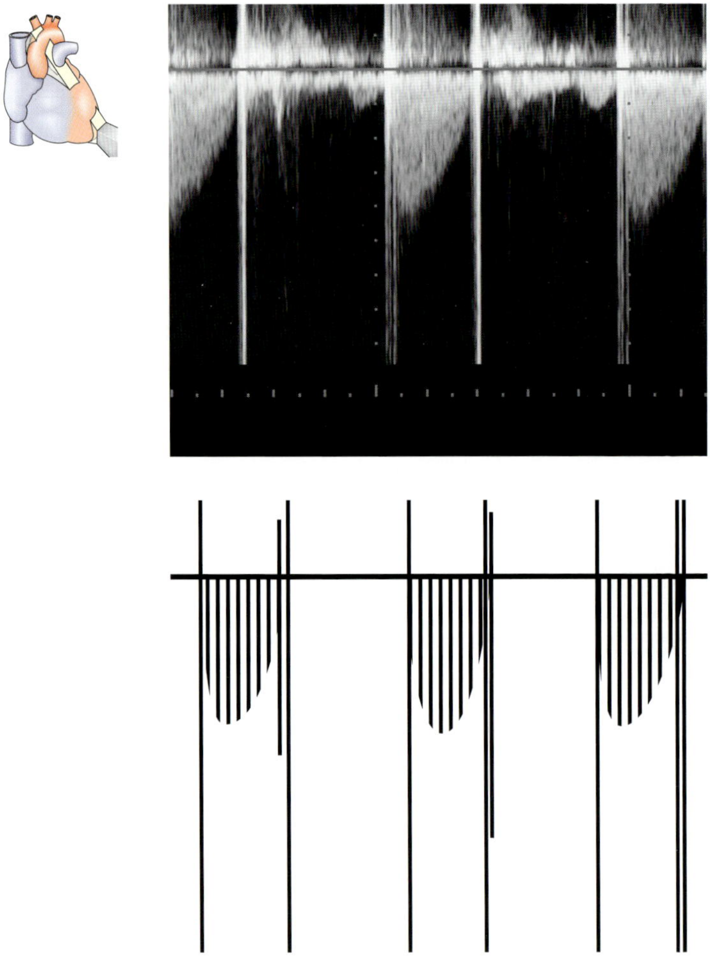

Abb. 12.7
Oben: Zu Beginn und Ende der Systole treten im transaortalen cw-Doppler typische Clicks auf, die durch die Kunstflügel hervorgerufen werden.
Unten: Üblicherweise besteht eine Flussbeschleunigung auf ca. 2 m/s über der Klappe. Dieser Wert ist abhängig von Klappentyp und -größe.

12.2.2 Farbdoppler

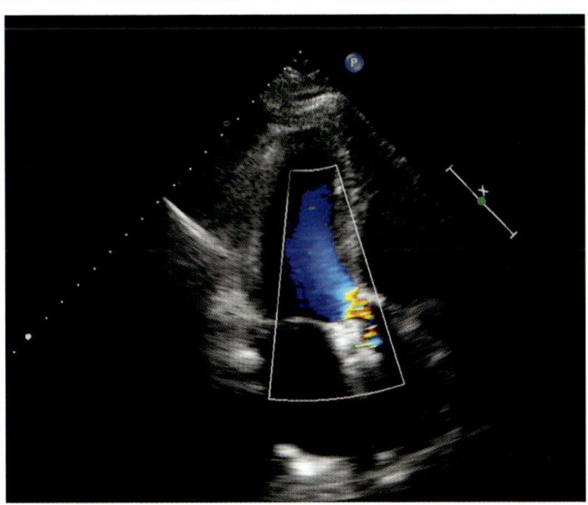

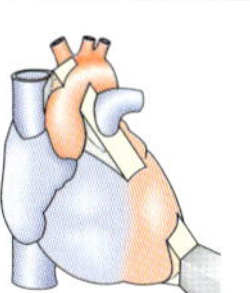

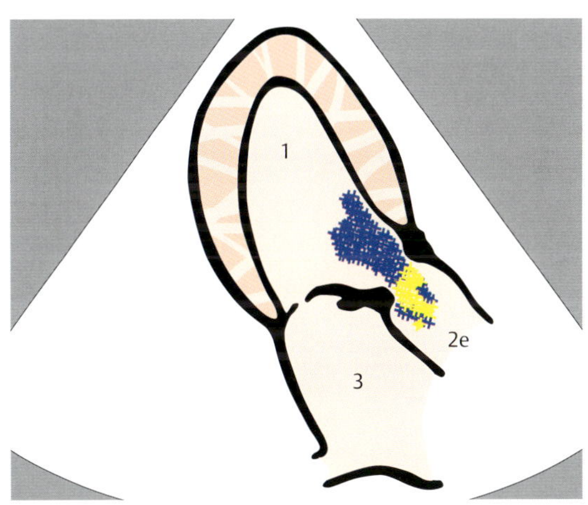

Abb. 12.8 Der Farbdoppler weist typischerweise eine Flussbeschleunigung nach. Diese ist nicht als pathologisch zu werten.

12.3 Kunstprothese in Mitralposition

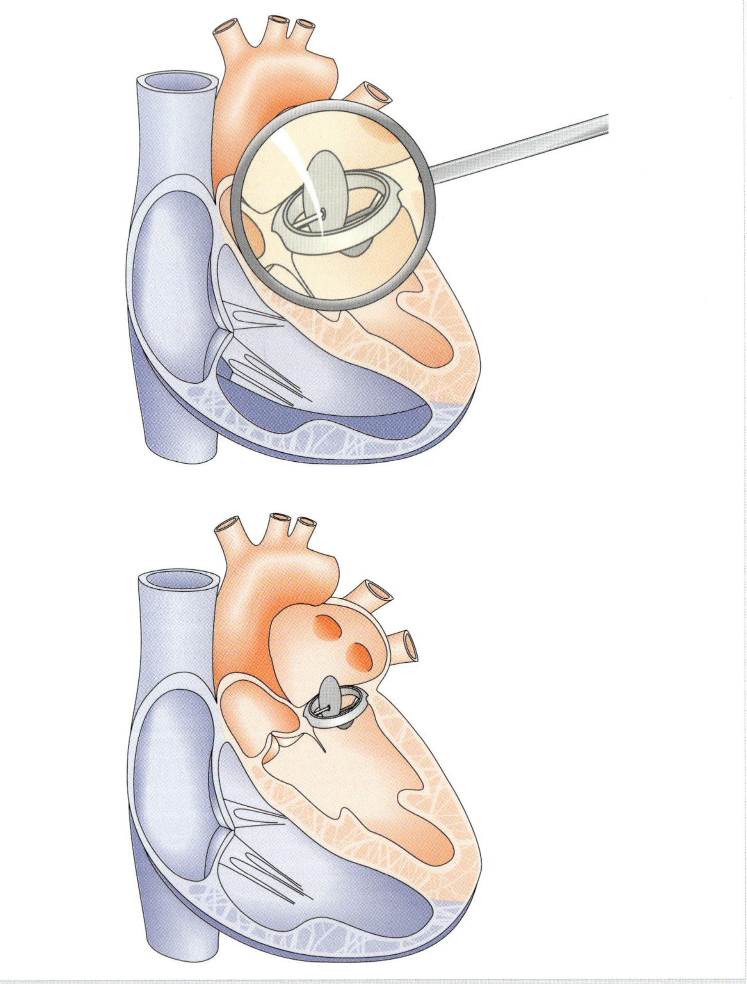

Abb. 12.9
Oben: Die Kunstprothese in Mitralposition kann aus einem Haltering, sowie einem Kippscheibenventil bestehen.
Unrten: Eine linksatriale Dilatation ist häufig anzutreffen und Ausdruck der vorangegangenen linksatrialen Belastung durch den Mitralfehler.

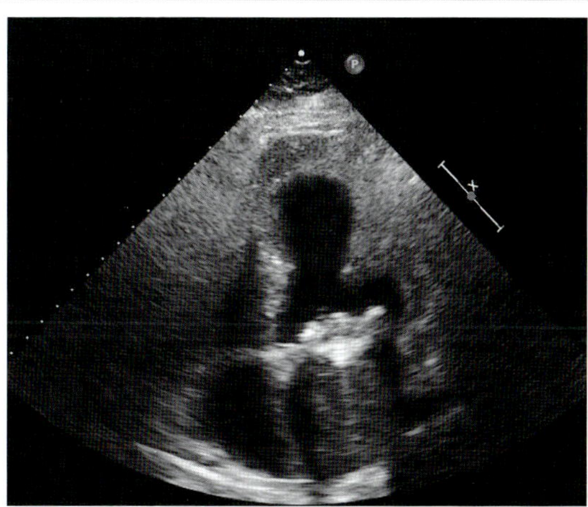

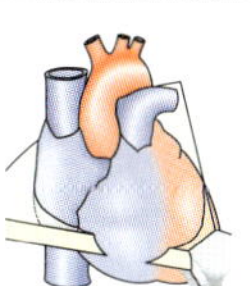

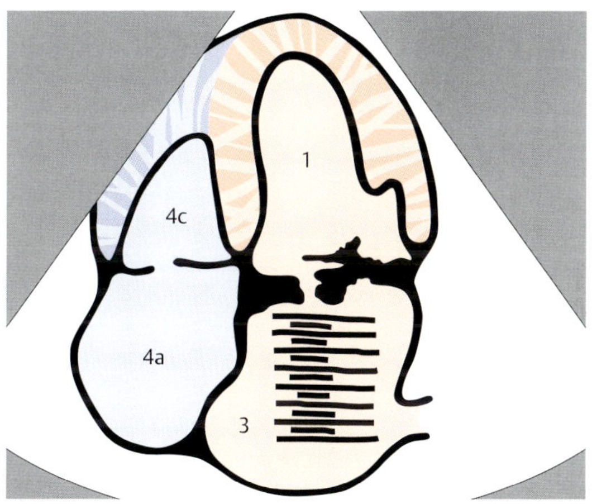

Abb. 12.10 Ausgeprägte Echoartefakte aufgrund der künstlichen Klappen erschweren die Beurteilbarkeit der einzelnen Strukturen. Der linke Vorhof kann insbesondere in den apikalen Ebenen kaum eingesehen werden.

12.3.1 Doppler

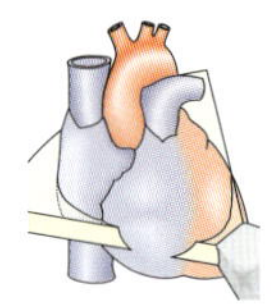

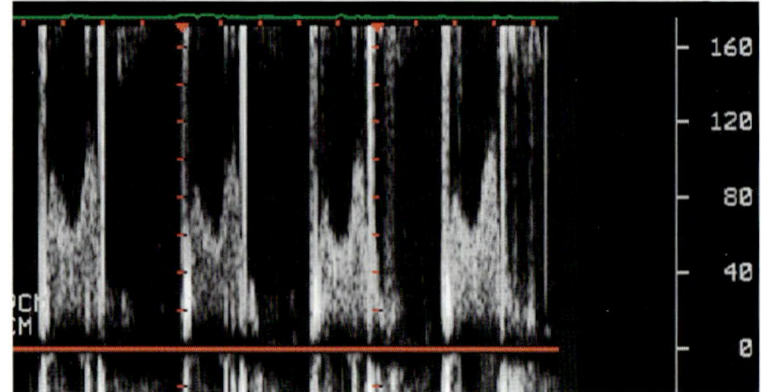

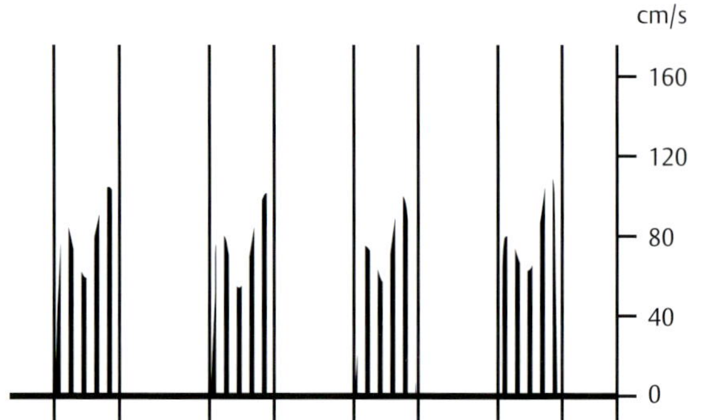

Abb. 12.11
Oben: Clicks zu Beginn und Ende der Diastole markieren die Bewegung des Scheibenventils.
Unten: Das cw-Doppler-Bild zeigt das typische mitrale Einstromprofil und somit eine regelrechte Klappenfunktion.

12.3.2 Farbdoppler

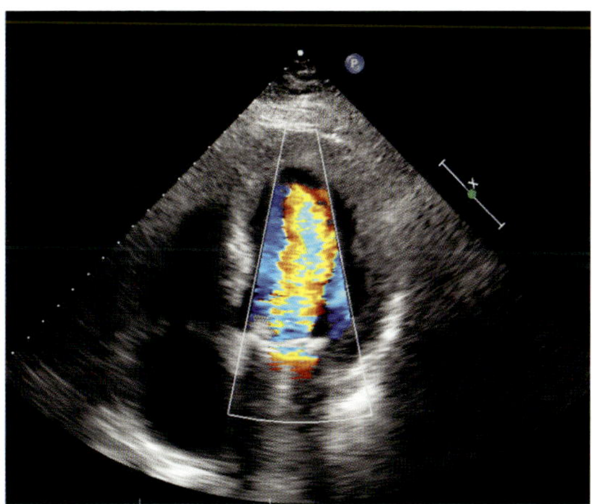

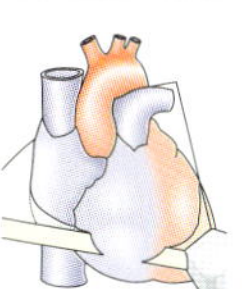

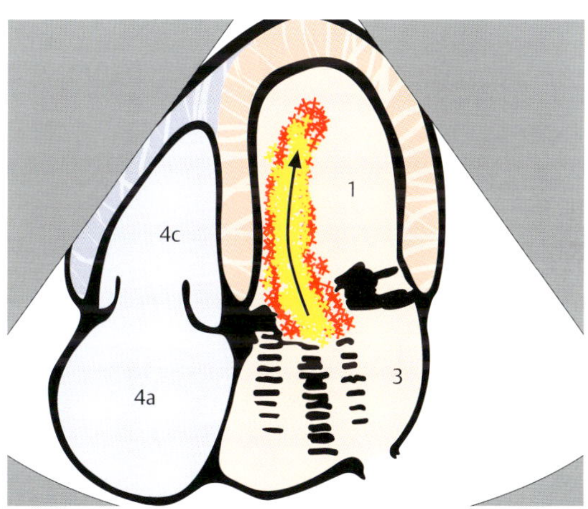

Abb. 12.12 Der Einstrom über der Kunstprothese lässt sich im Farbdoppler meist hinreichend dokumentieren, der linke Vorhof ist allerdings nicht einsehbar. Bei Verdacht auf eine relevante Insuffizienz sollte eine transösophageale Untersuchung durchgeführt werden.

III

12.4 Ringprothese in Mitralposition

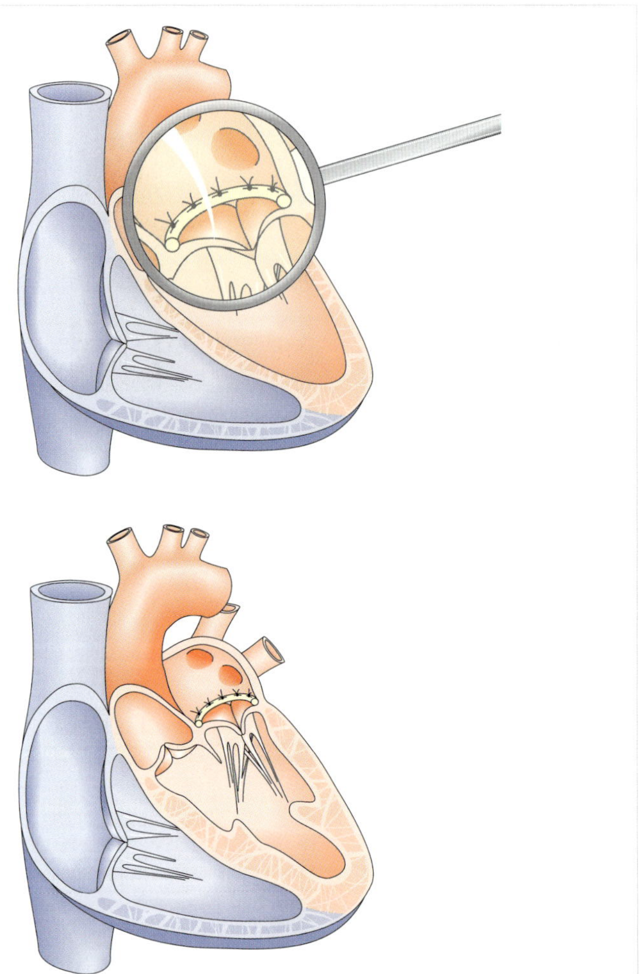

Abb. 12.13
Oben: Insuffiziente Segelklappen können durch Einnähen einen Kunststoffrings in den Klappenring gerafft werden.
Unten: Häufig besteht noch eine linksatriale Dilatation, eventuell liegen auch Rechtsherzbelastungszeichen vor.

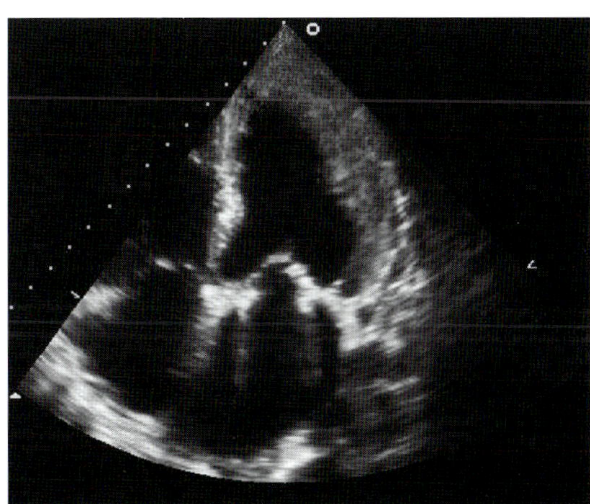

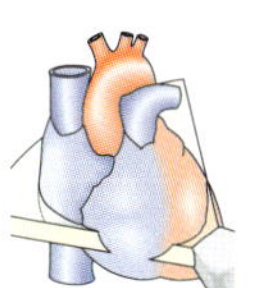

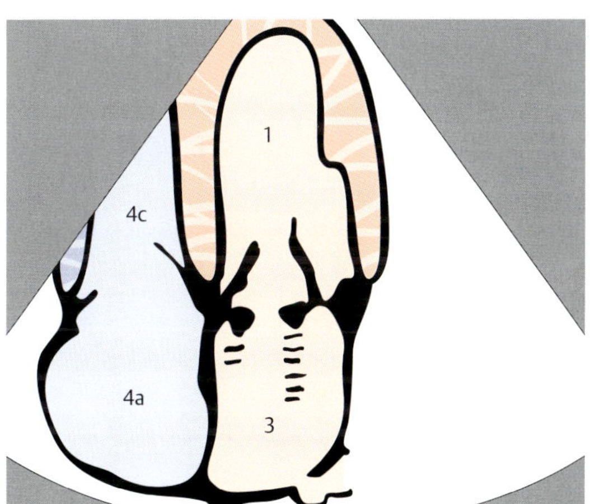

Abb. 12.14 Der Ring zeigt sich durch eine echodichte Zone im Bereich der Mitralklappenbasis und kann durchaus mit einer Sklerose des nativen Mitralklappenrings verwechselt werden.

12.4.1 Doppler

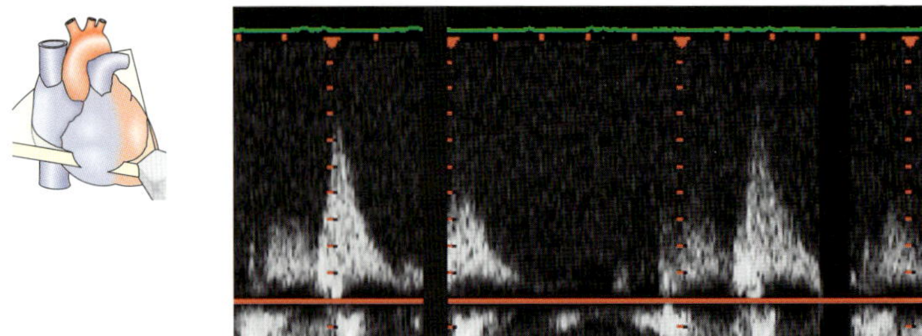

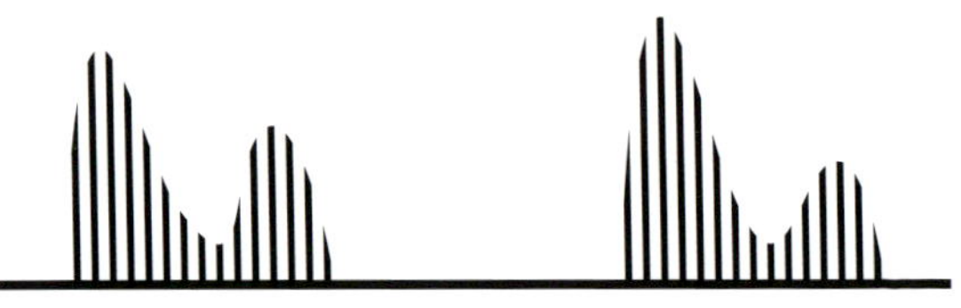

Abb. 12.15 Der mitrale cw-Doppler vom apikalen Fenster aus dokumentiert den regelrechten Einstrom in den linken Ventrikel ohne Stenosekomponente. Eine Insuffizienz kann mit erfasst werden, sollte aber durch den Farbdoppler diagnostiziert werden.

12.4.2 Farbdoppler

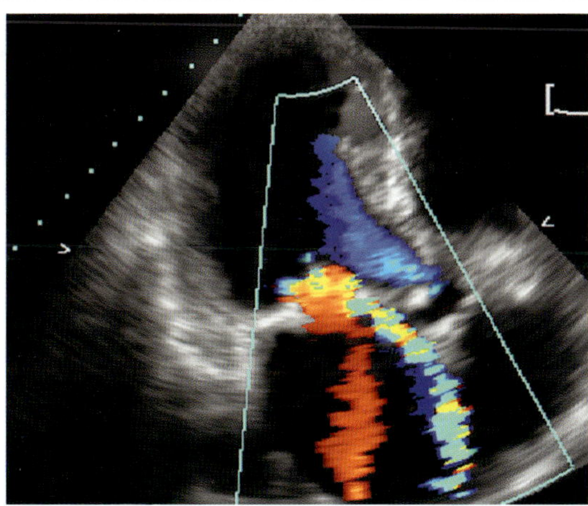

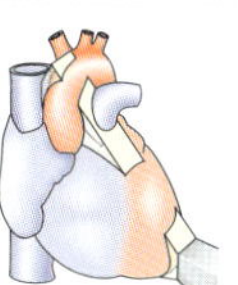

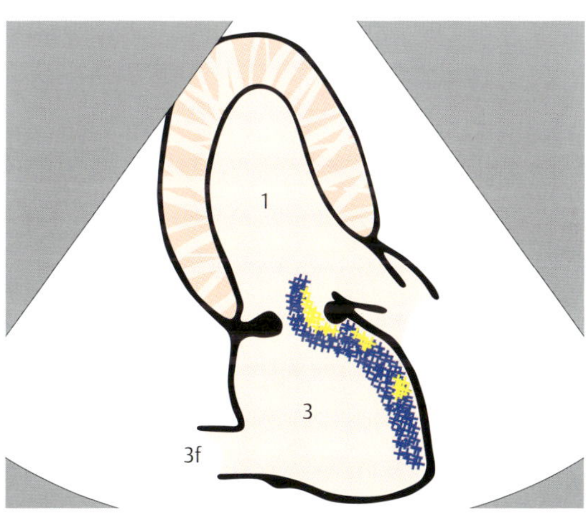

Abb. 12.16 Durch den Farbdoppler kann eine residuale Insuffizienz aufgedeckt werden, wobei der Insuffizienzjet exzentrisch verläuft.

13 Karditiden

13.1 Mitralklappenendokarditis

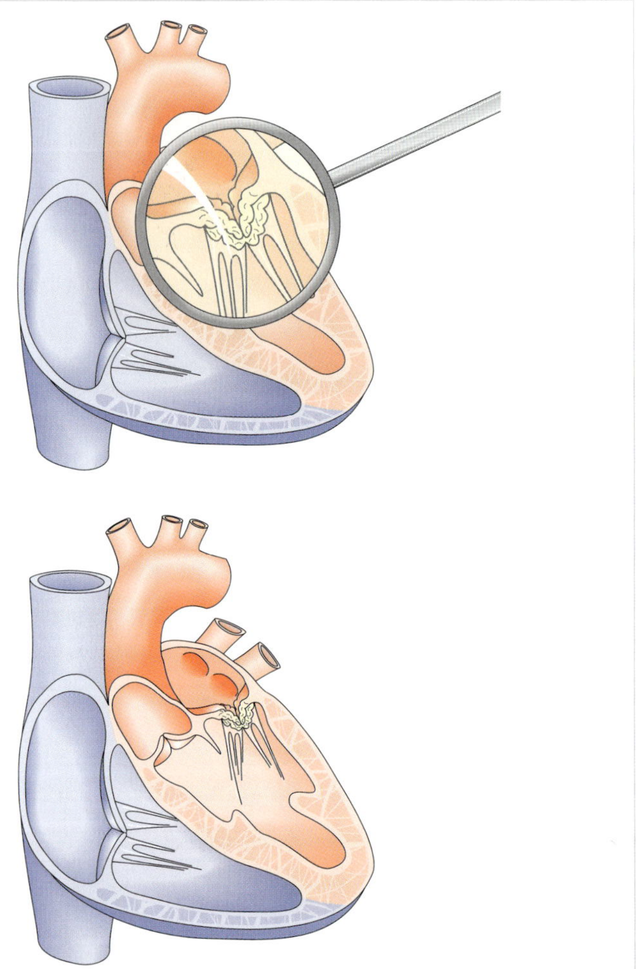

Abb. 13.1
Entzündlich veränderte Mitralklappe mit typischen Vegetationen auf den Klappenrändern. Die resultierende Mitralinsuffizienz kann zur linksatrialen Dilatation sowie zur Rechtsherzerweiterung führen.

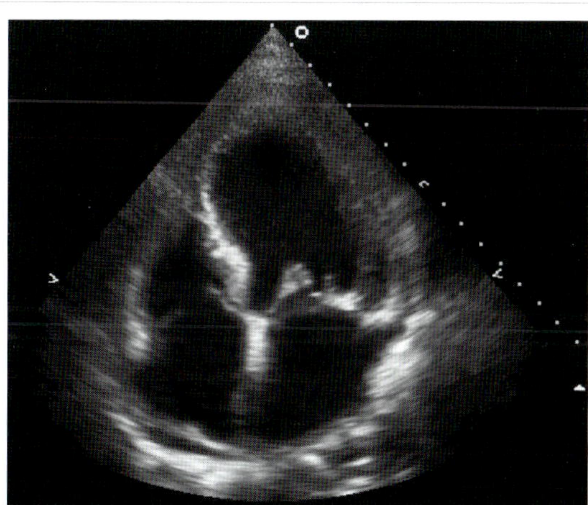

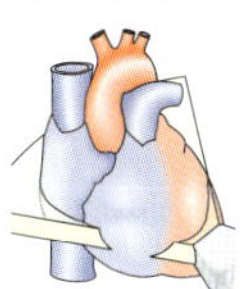

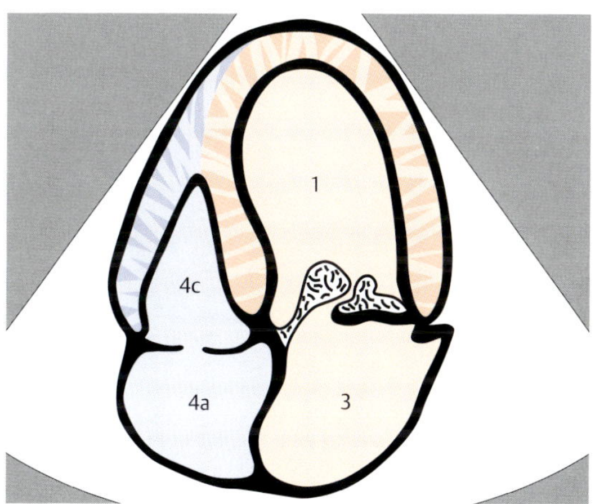

Abb. 13.2 Endokarditische Vegetationen mit polypoiden Auflagerungen überwiegend im Bereich der freien Klappenränder.

13

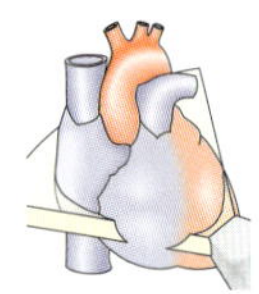

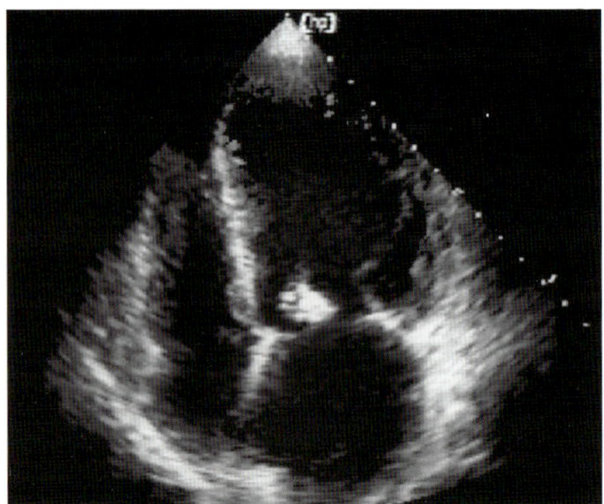

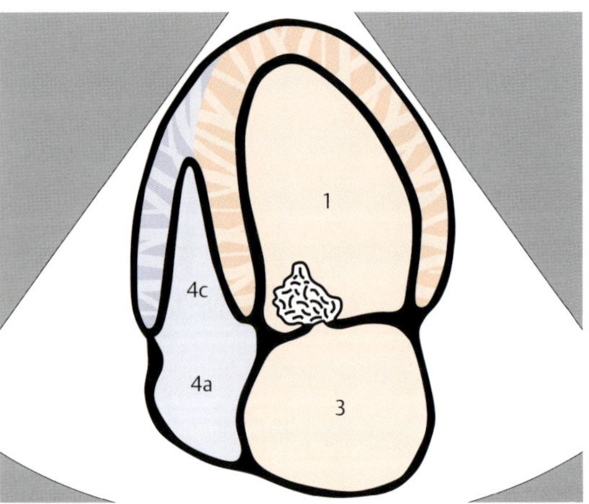

Abb. 13.3 Endokarditische Vegetationen können eine echodichte Struktur wie Verkalkungen aufweisen, zeigen aber eine hohe Beweglichkeit.

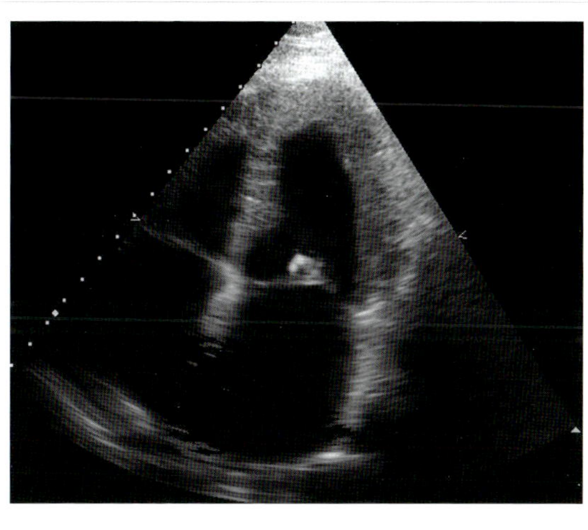

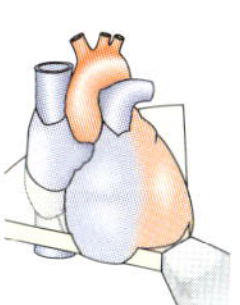

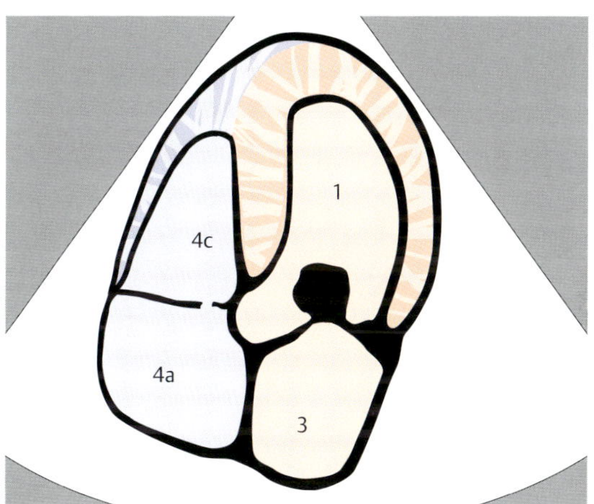

Abb. 13.4 Die polypartig aufsitzenden Vegetationen können Ausgangspunkt systemischer Embolien sein.

13.2 Aortenklappenendokarditis

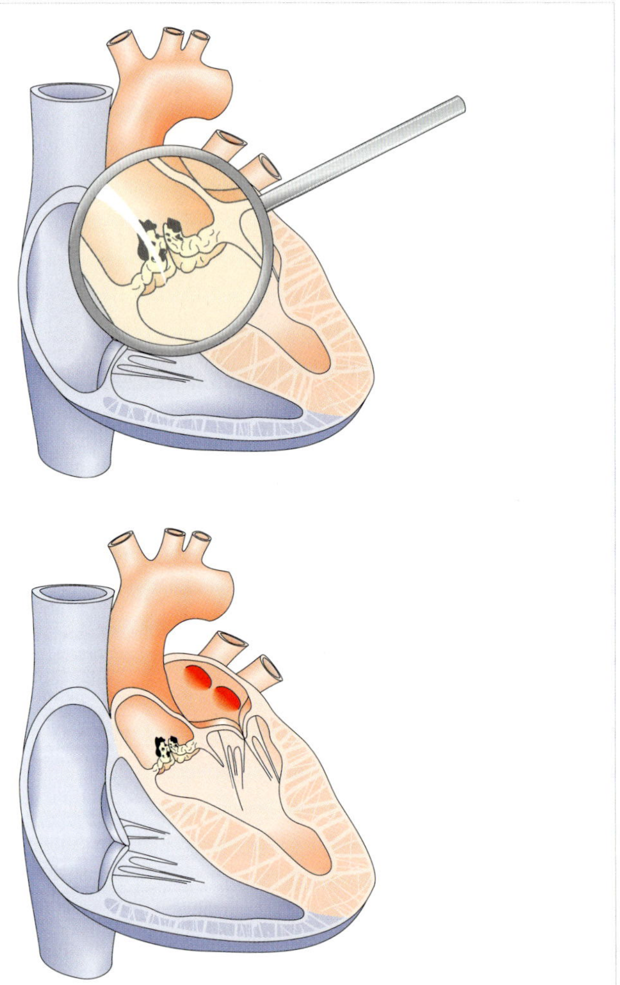

Abb. 13.5
Oben: Besonders bei vorgeschädigten Taschenklappen können komplizierende Endokarditien auftreten.
Unten: Wie bei der Mitralklappe (s. Kap. 13.1) sind häufig die freien Klappenränder betroffen.

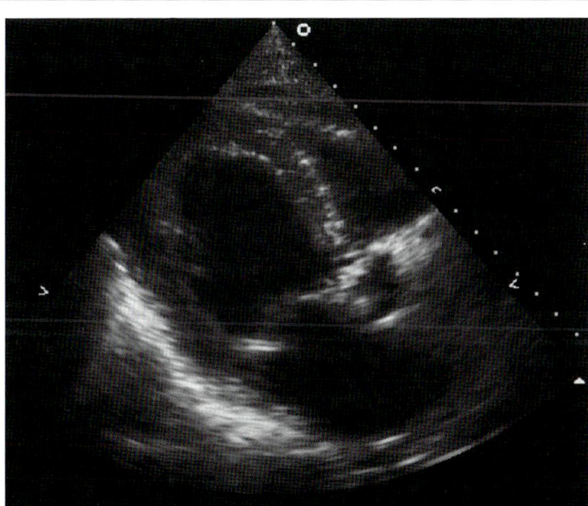

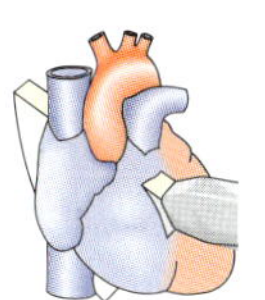

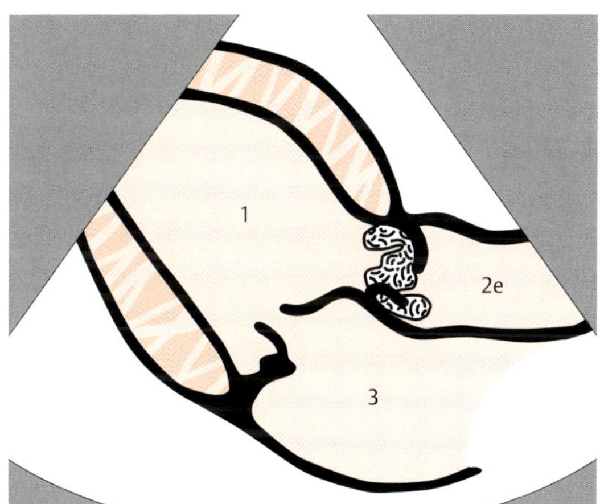

Abb. 13.6 Die Aortenklappen sollten in allen Ebenen untersucht werden, wobei die Abgrenzung zu degenerativen Klappenveränderungen häufig sehr schwierig ist.

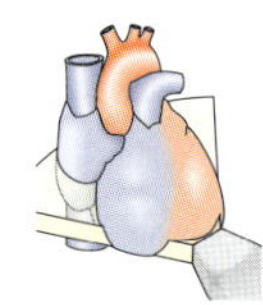

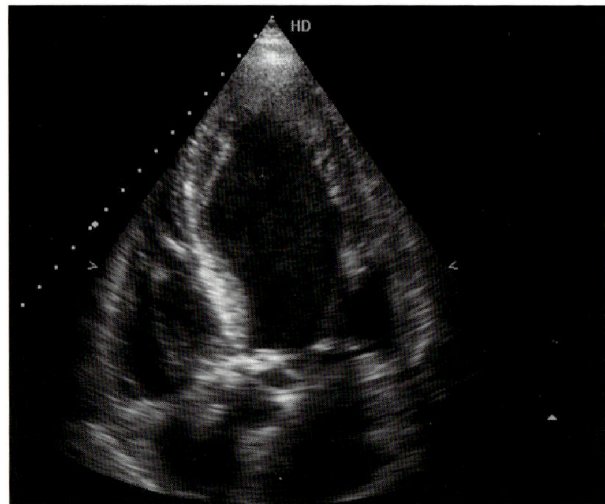

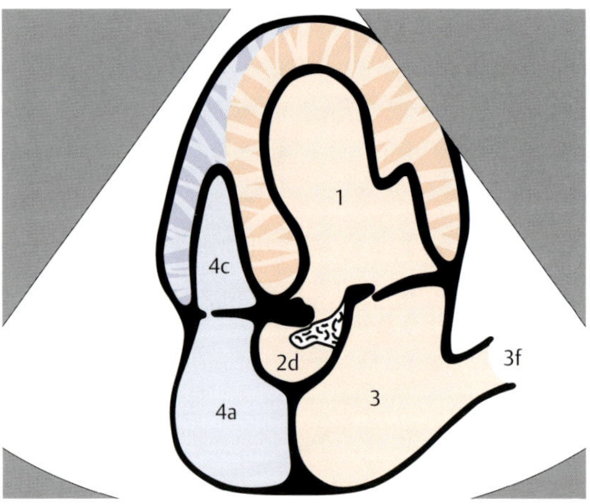

Abb. 13.7 Die endokarditischen Vegetationen der Aortenklappe zeigen eine ausgeprägte systolische und diastolische Beweglichkeit, wobei diese im Vergleich zur Mitralklappenendokarditis aufgrund der kleineren Klappen weniger auffällig ist.

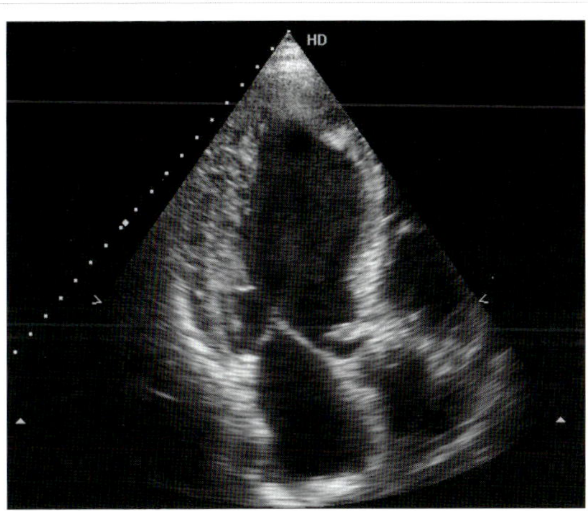

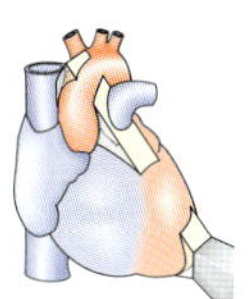

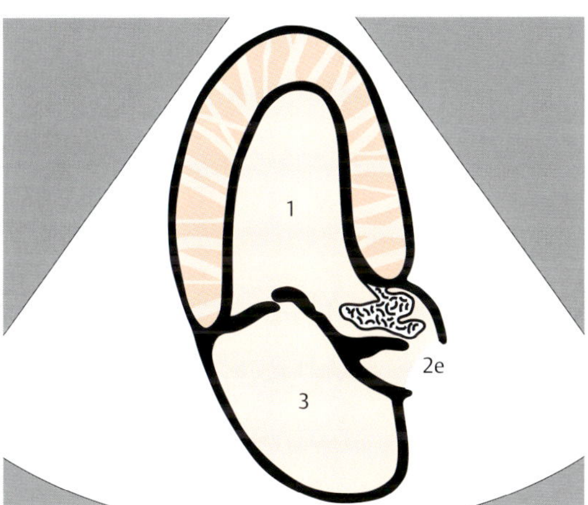

Abb. 13.8 Bei klinischem Verdacht sollte die Echokardiografie sowohl transthorakal als auch transösophageal wiederholt durchgeführt werden, um die Diagnose anhand der Größenzunahme der Vegetationen zu erhärten.

13.3 Perikarderguss

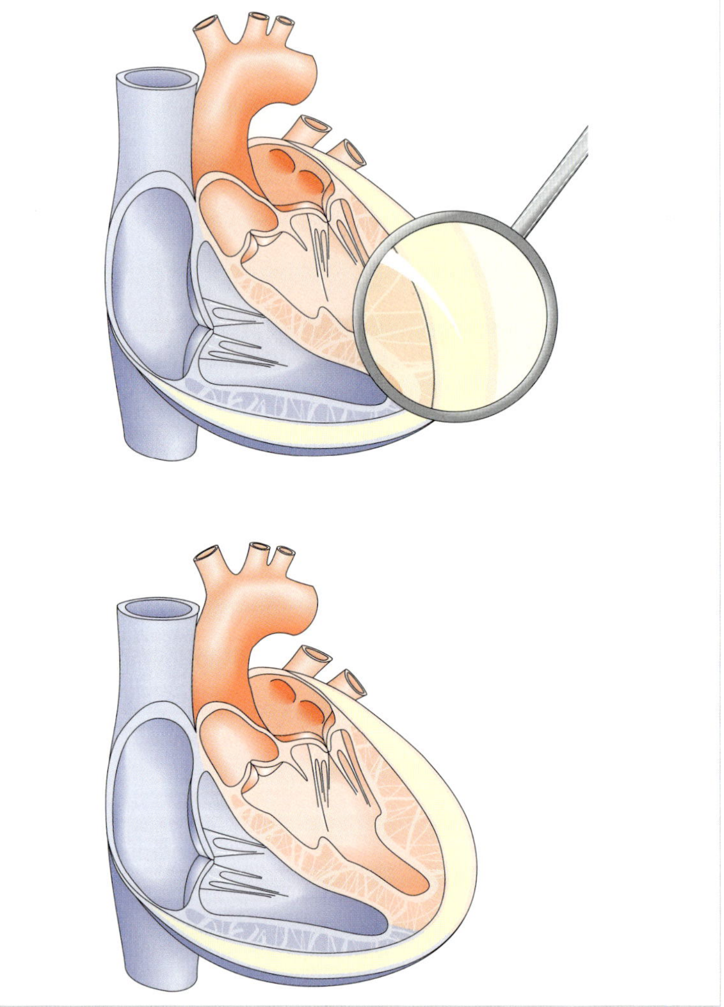

Abb. 13.9
Oben: Separation des Perikards durch Ergussbildung.
Unten: Bei hämodynamischer Relevanz tritt eine Kompression der Ventrikel auf.

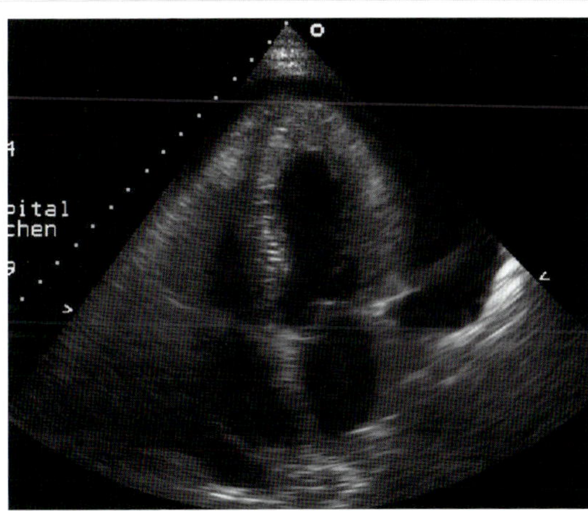

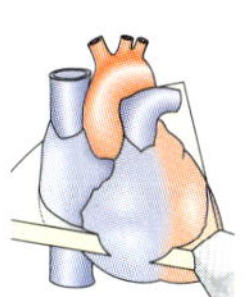

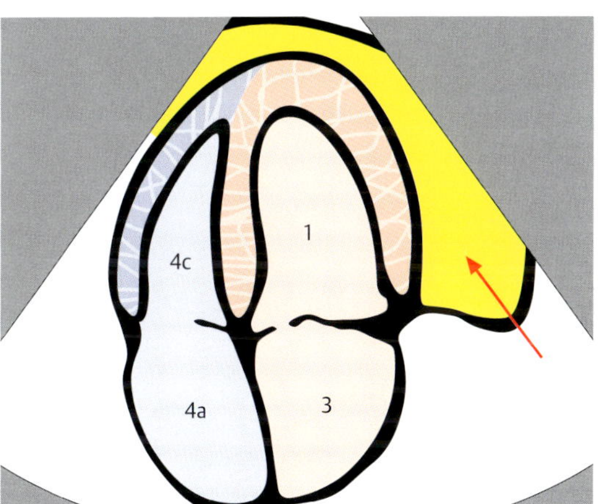

Abb. 13.10
Oben: Ausgedehnte Ergüsse, insbesondere wenn sie chronisch bestehen, müssen nicht zwangsläufig zur hämodynamischen Beeinträchtigung führen.
Unten: Im zweidimensionalen Bild zeigen sich normal große Vorhöfe und Ventrikel. Damit ist eine funktionelle Wirksamkeit nicht anzunehmen.

13.3.1 M-Mode

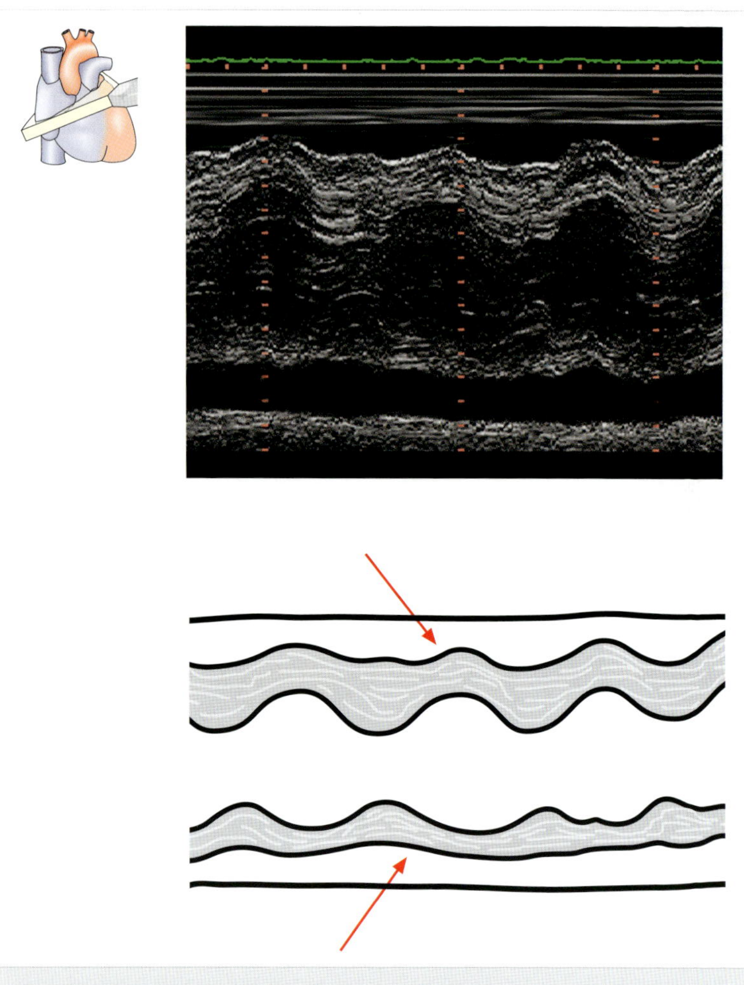

Abb. 13.11 Bei hämodynamisch irrelevantem Perikarderguss zeigen sich normale Ventrikeldiameter sowie eine normale systolische Kontraktion.

13.4 Perikardtamponade

13.4.1 M-Mode

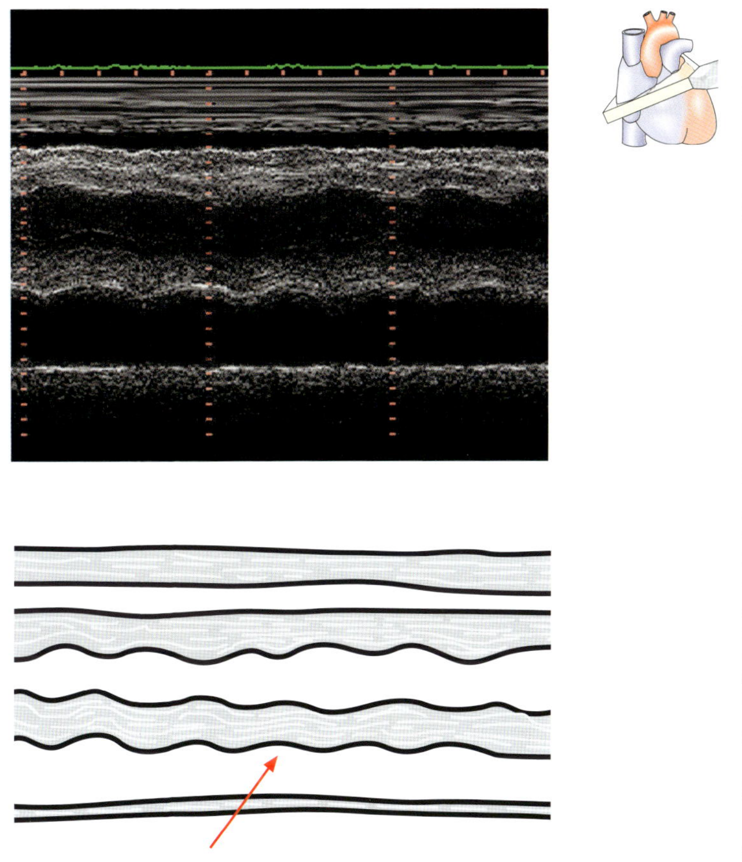

Abb. 13.12 Bei Tamponade infolge des Perikardergusses bestehen typischerweise eine Tachykardie und reduzierte Ventrikeldiameter sowie eingeschränkte systolische Kontraktionen als Ausdruck der Einstrombehinderung.

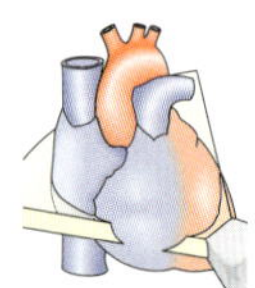

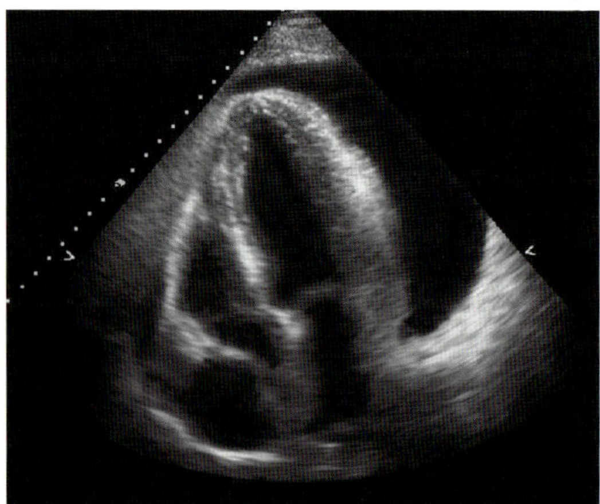

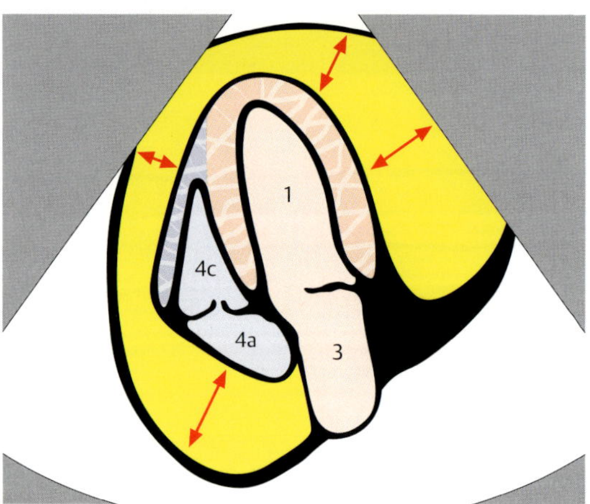

Abb. 13.13 Im zweidimensionalen Bild zeigen sich bei der Perikardtamponade komprimierte Ventrikel sowie kleine Vorhöfe.

13.4.2 Doppler

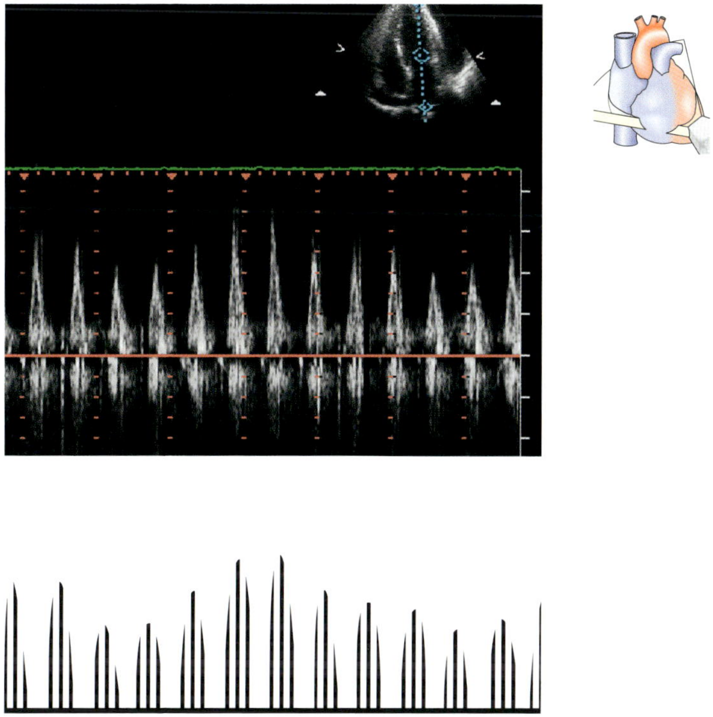

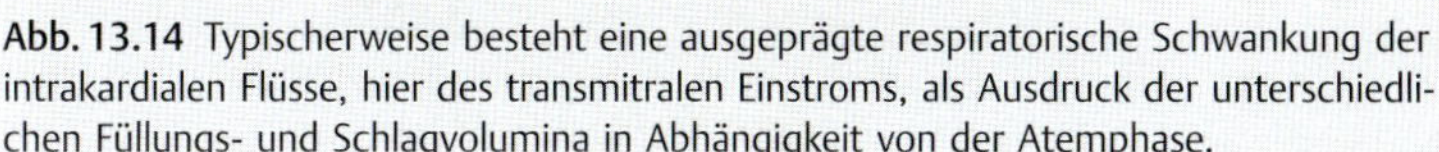

Abb. 13.14 Typischerweise besteht eine ausgeprägte respiratorische Schwankung der intrakardialen Flüsse, hier des transmitralen Einstroms, als Ausdruck der unterschiedlichen Füllungs- und Schlagvolumina in Abhängigkeit von der Atemphase.

III

14 Septumdefekte

14.1 Vorhofseptumdefekt (ASD)

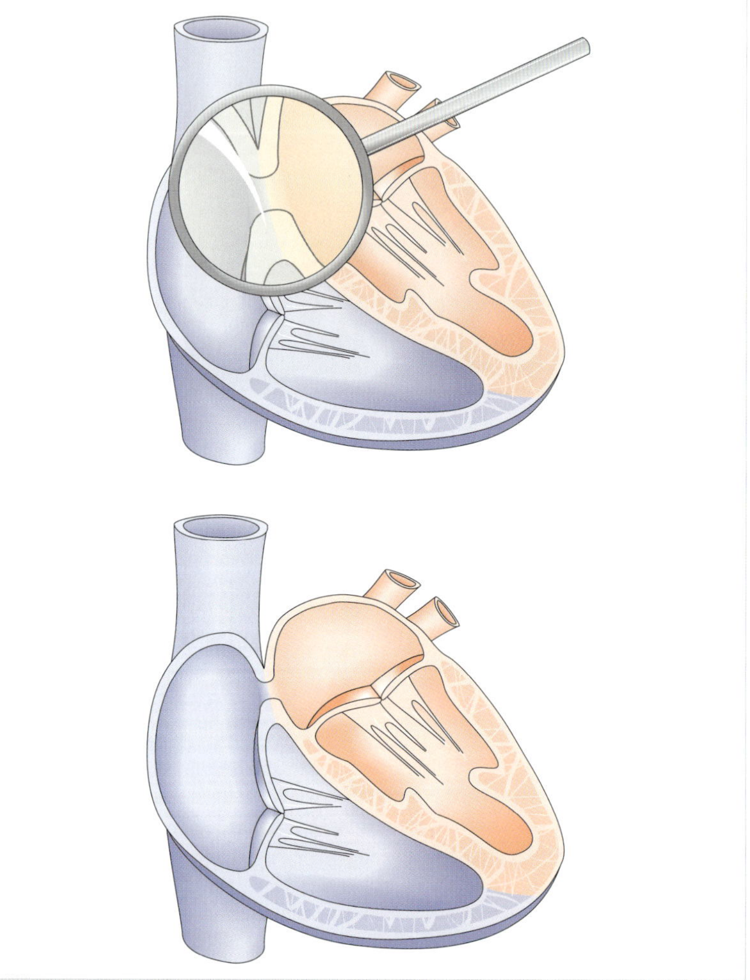

Abb. 14.1
Oben: Zentraler Defekt im Vorhofseptum bei ASD II.
Unten: Meistens besteht ein Links-Rechts-Shunt, der zur Rechtsherzvergrößerung führt.

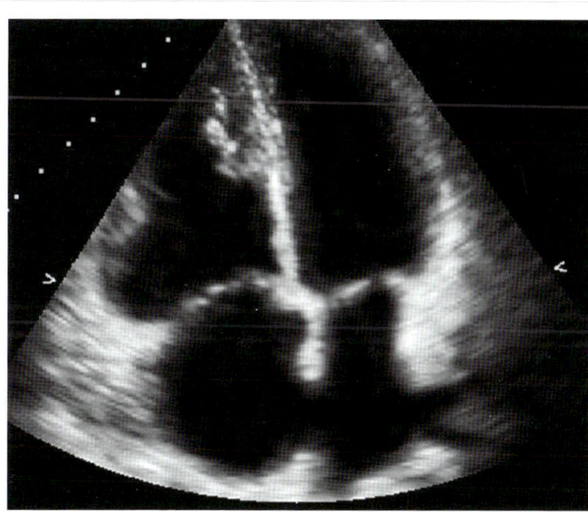

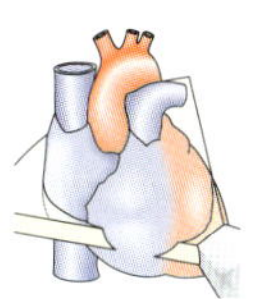

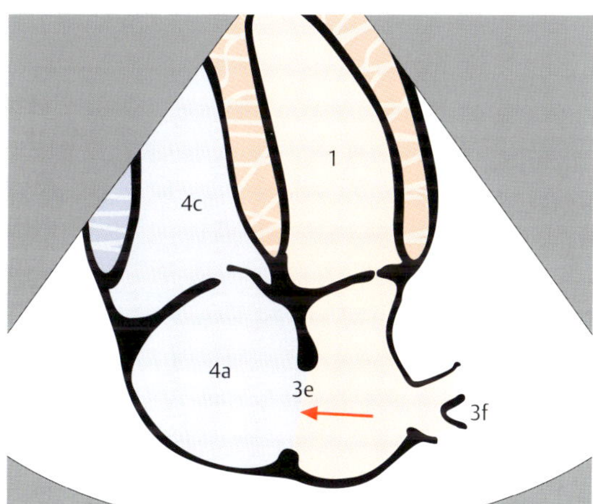

Abb. 14.2 Richtungsweisend ist im zweidimensionalen Bild das erheblich vergrößerte rechte Herz. Die fehlende Darstellung des Vorhofseptums ist allerdings nicht beweisend, da dieses in den apikalen Fenstern zu schwach reflektiert.

14.1.1 Farbdoppler

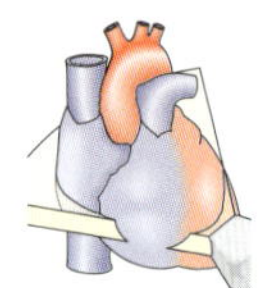

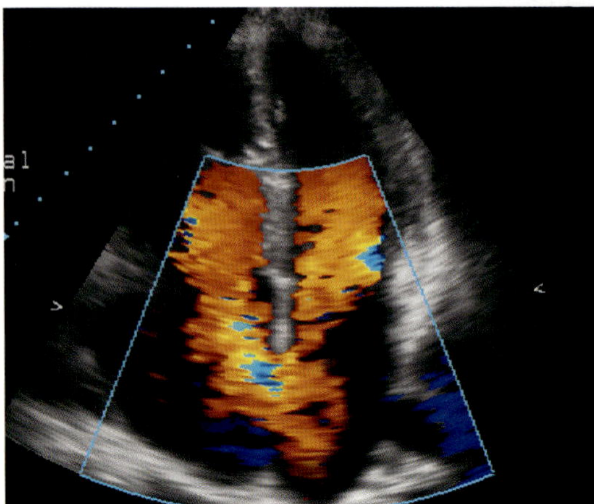

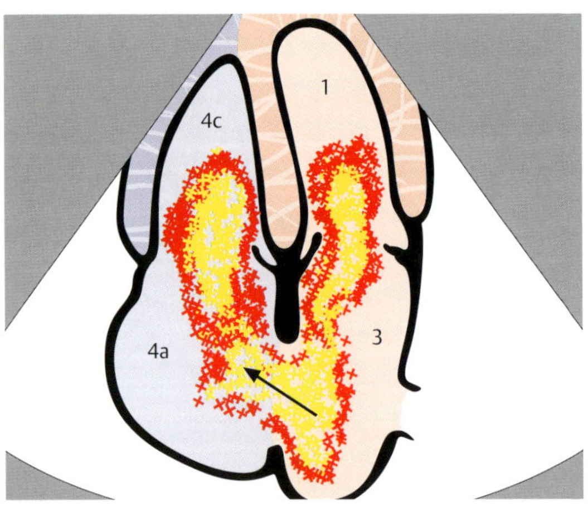

Abb. 14.3 Bei guter transthorakaler Sicht kann der Links-Rechts-Shunt eindeutig dargestellt werden. Im Falle eines Druckangleichs auf Vorhofebene sowie eingeschränkter Sicht ist die transthorakale Untersuchung zum Ausschluss eines ASD nicht ausreichend.

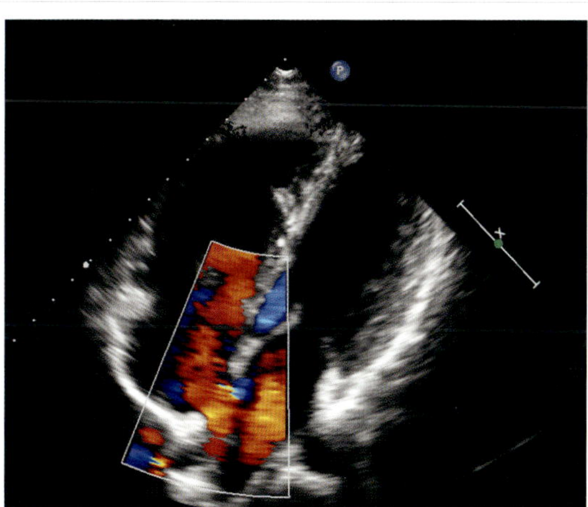

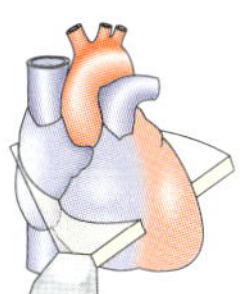

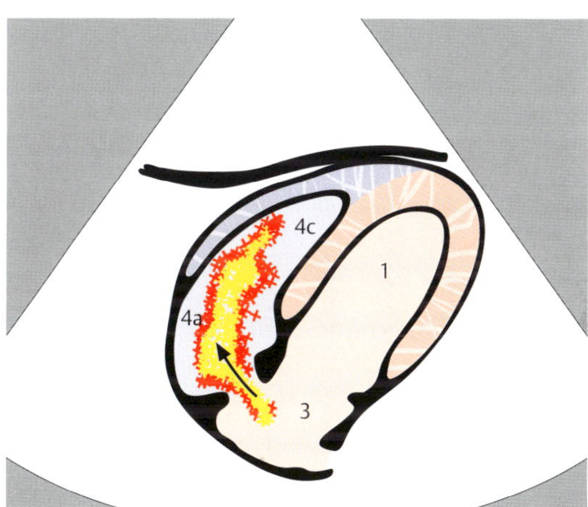

Abb. 14.4 Bei entsprechendem Verdacht sollte auch die Darstellung im subxiphoidalen Fenster versucht werden, weil der Shunt-Fluss in dieser Darstellung im spitzen Winkel auf den Schallkopf gerichtet und somit besser erfassbar ist.

14.2 Ventrikelseptumdefekt (VSD)

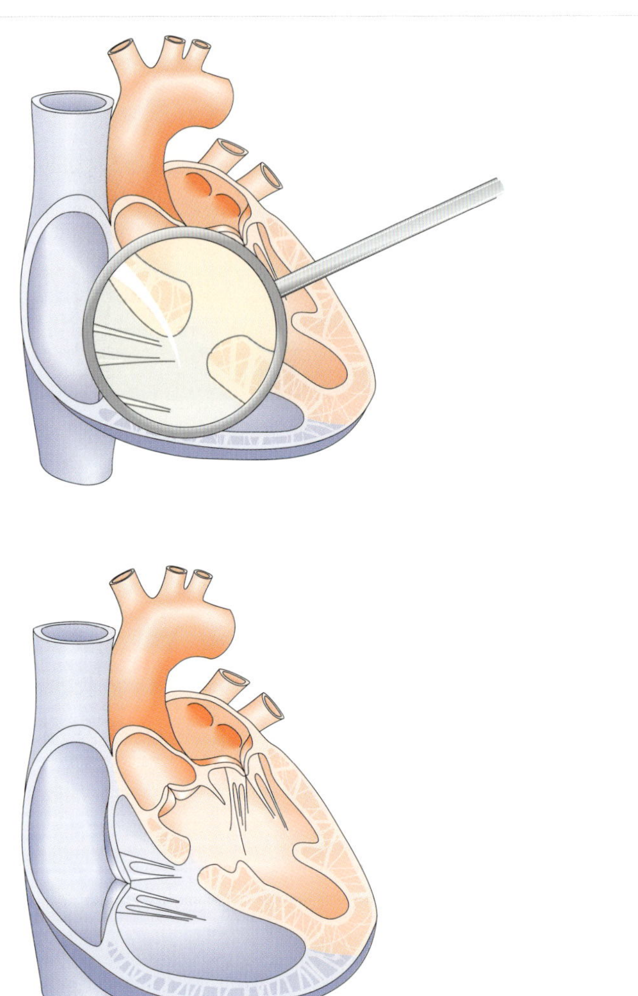

Abb. 14.5
Oben: Ventrikelseptumdefekte können bezüglich Größe und Lokalisation variieren.
Unten: Bei kleinen Defekten ist nur der Links-Rechts-Shunt nachweisbar, bei größeren Defekten tritt eine linksventrikuläre Dilatation auf.

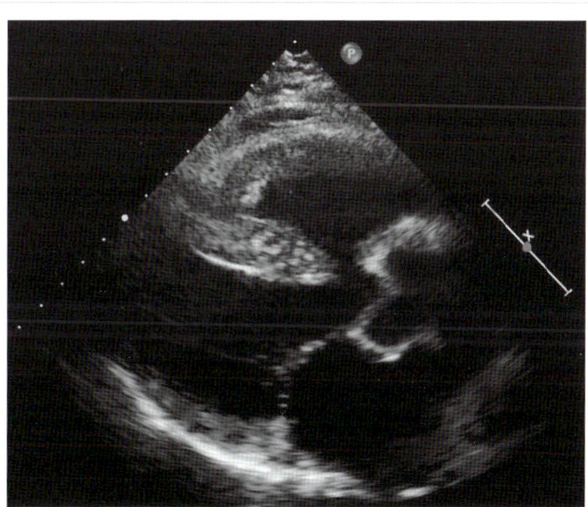

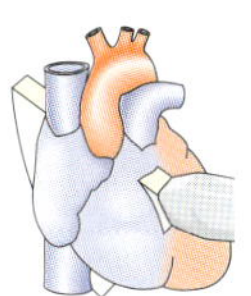

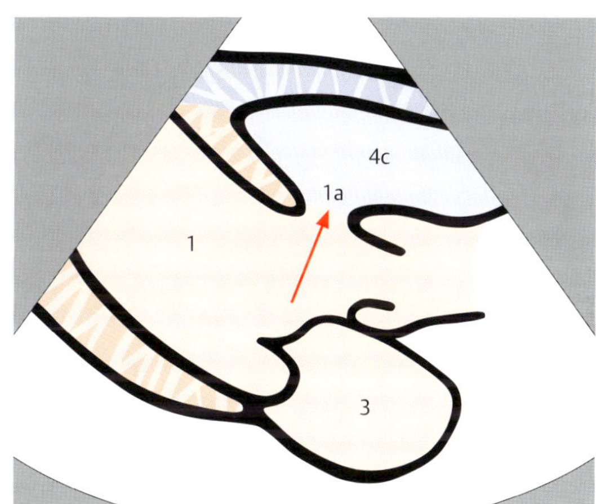

Abb. 14.6 Im zweidimensionalen Bild sind die Konturunterbrechungen im Ventrikelseptum nur bei größeren Defekten ausreichend nachweisbar.

14.2.1 Farbdoppler

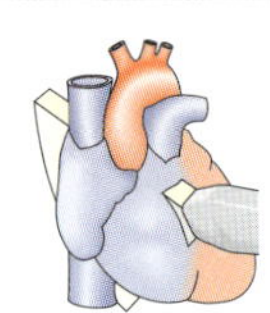

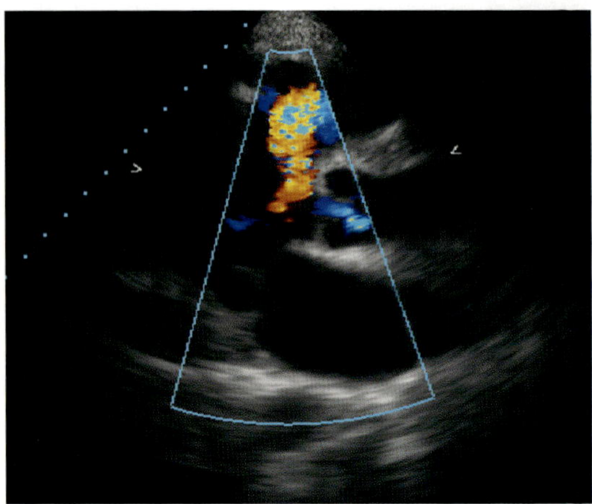

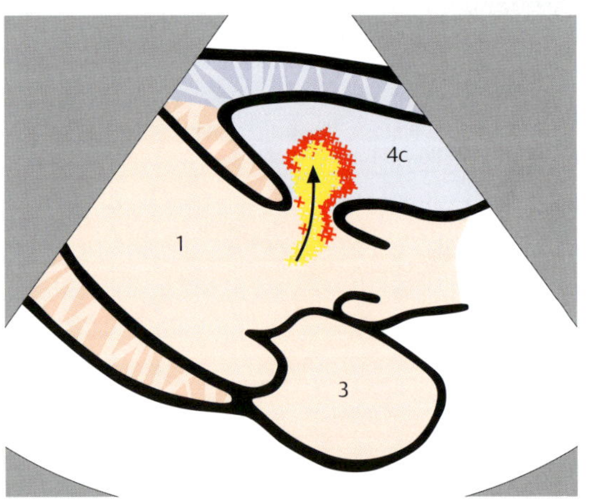

Abb. 14.7 Der Shunt-Fluss zeigt sich durch eine stichflammenartige Flussbeschleunigung in den rechten Ventrikel, die besonders gut im parasternalen Fenster nachzuweisen ist.

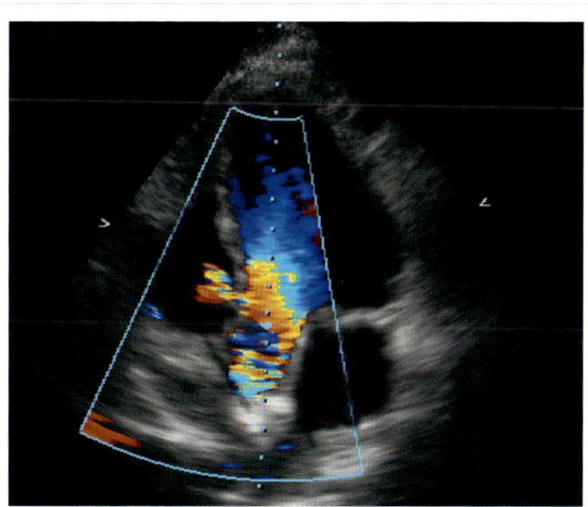

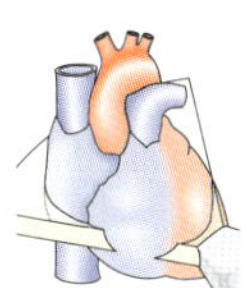

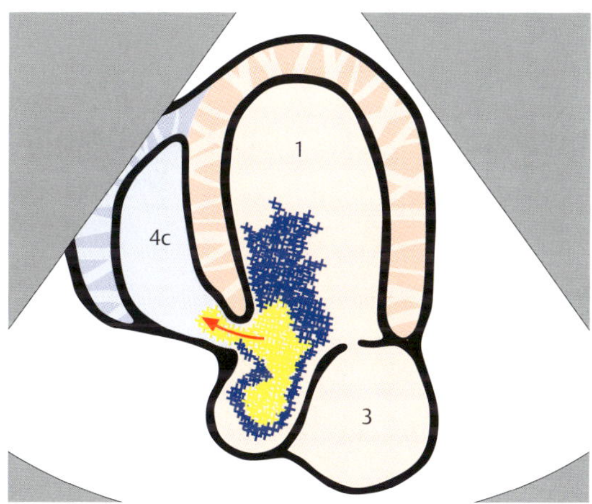

Abb. 14.8 In den apikalen Fenstern lässt sich der Shunt-Fluss weniger gut darstellen, weil er im rechten Winkel zur Schallachse verläuft.

14.3 Vorhofseptumaneurysma

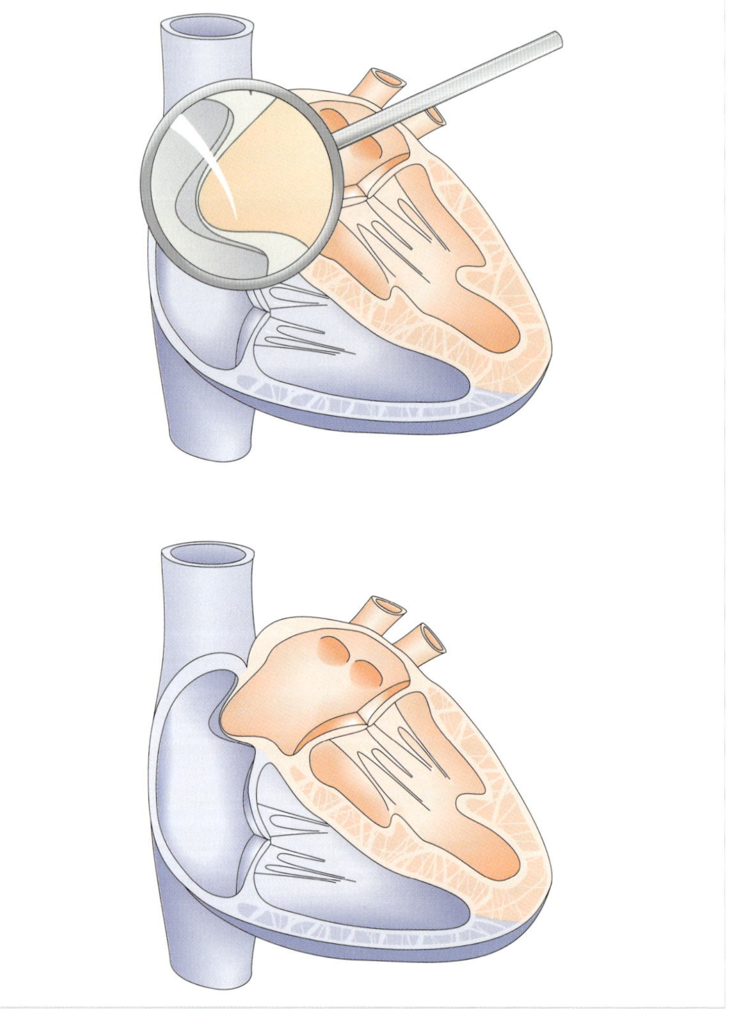

Abb. 14.9
Oben: Aneurysmatische Aussackung des Vorhofseptums.
Unten: Falls ein koinzidenter Septumdefekt besteht, resultiert eine Rechtsherzdilatation infolge des Links-Rechts-Shunts.

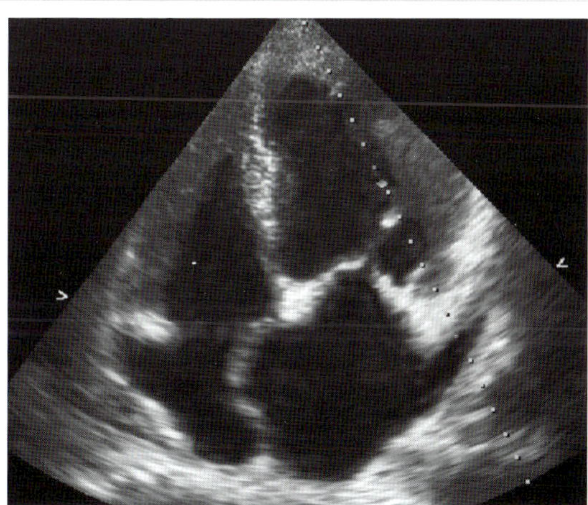

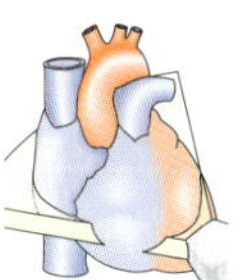

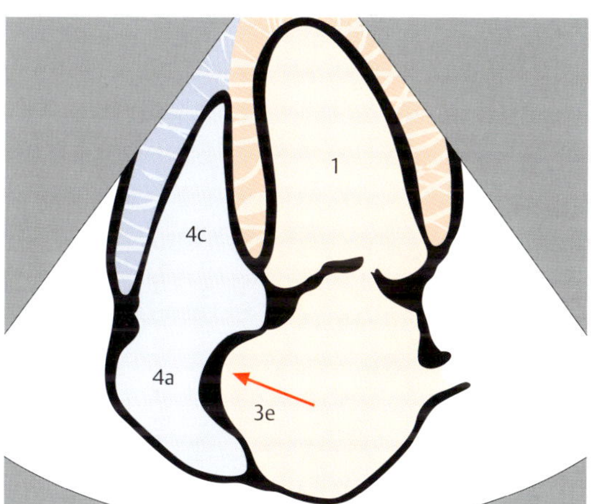

Abb. 14.10 Typische Auslenkung des Vorhofseptums bei Aneurysma. Ein Vorhofseptumaneurysma kann Ausgangspunkt einer kardialen Embolie sein, eine transösophageale Untersuchung kann adhärente Thromben nachweisen.

15 Druckbelastungen

15.1 Hypertensive Herzerkrankung

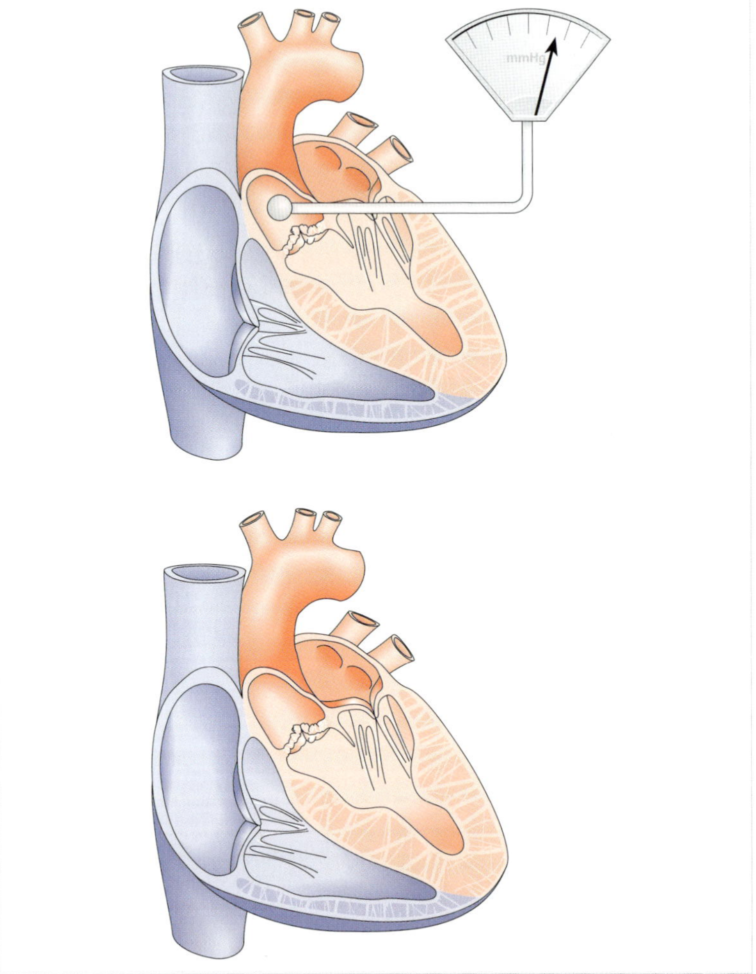

Abb. 15.1 Druckbelastung im großen Kreislauf führt zu sekundären Veränderungen wie linksventrikulärer Hypertrophie und Aortenklappensklerose.

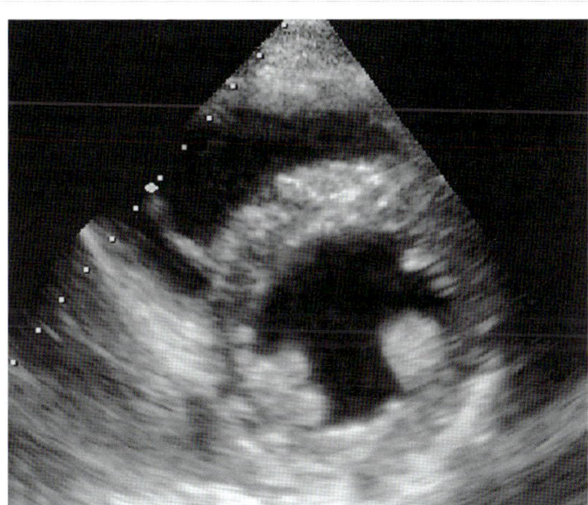

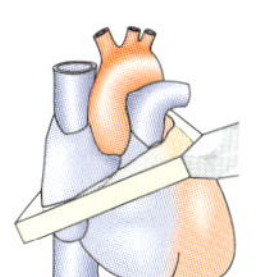

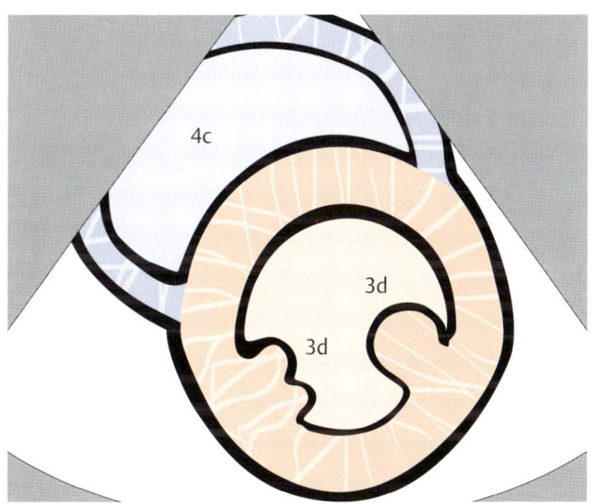

Abb. 15.2 Es zeigen sich verdickte linksventrikuläre Wände. Zur Verlaufskontrolle eignet sich die Dokumentation der linksventrikulären Wanddicken sowie der endsystolischen und enddiastolischen Durchmesser.

III

15.1.1 Doppler

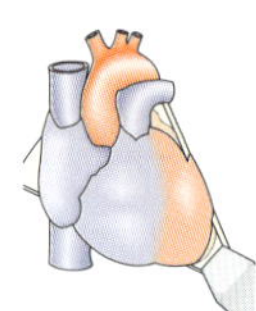

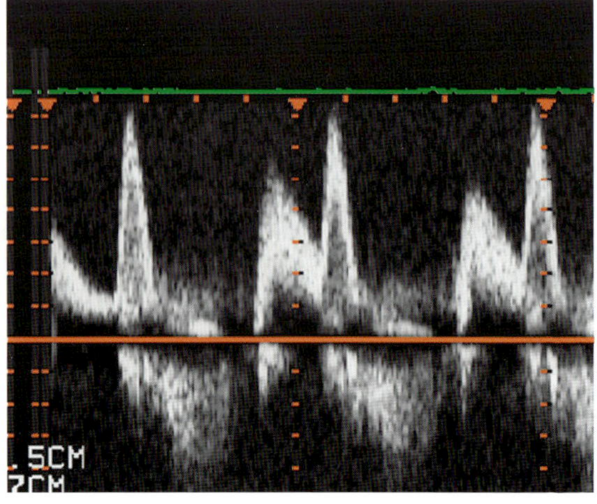

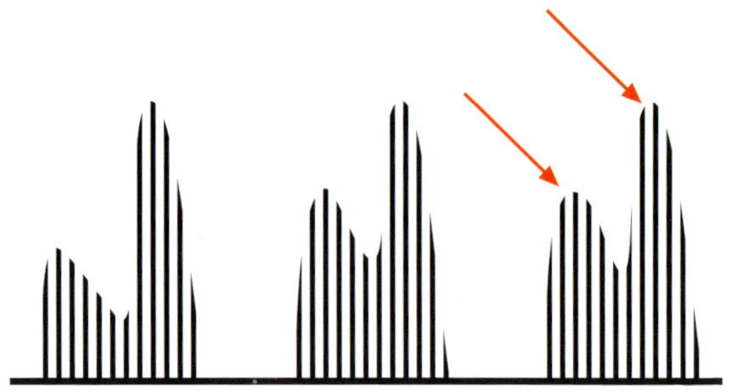

Abb. 15.3
Oben: Die verminderte Dehnbarkeit führt zum reduzierten frühdiastolischen Einstrom in den linken Ventrikel.
Unten: Das inverse Flussprofil des transmitralen Einstroms wird als diastolische Funktionsstörung gewertet.

15.1.2 Farbdoppler

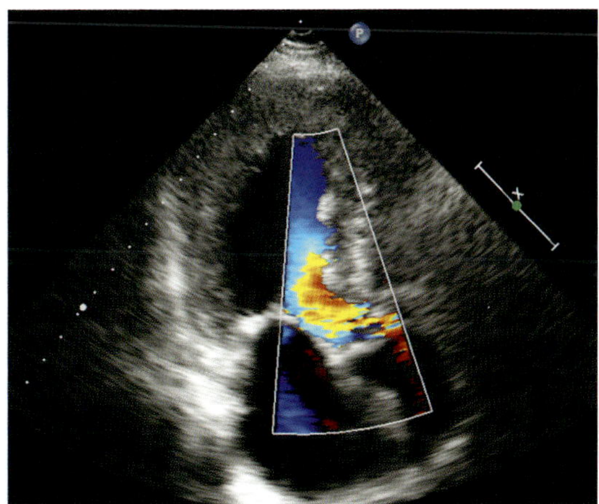

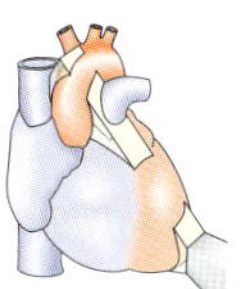

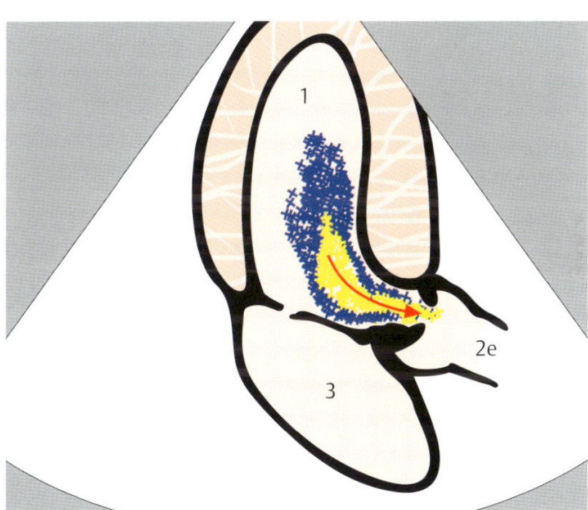

Abb. 15.4 Bei infundibulärer Hypertrophie kann der linksventrikuläre Ausstrom über dem Septum wie auch über der degenerativ veränderten Aortenklappe beschleunigt sein.

15.2 Cor pulmonale

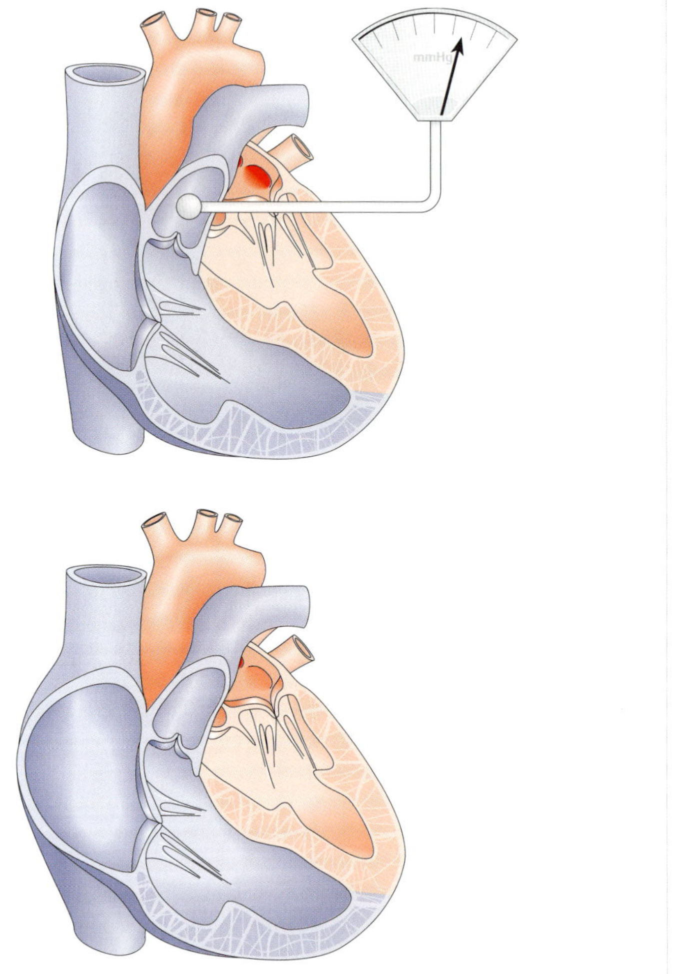

Abb. 15.5
Oben: Rechtskardiale Druckbelastungen entstehen sowohl durch Verlegung der pulmonalarteriellen Strombahn als auch durch linkskardiale Erkrankungen.
Unten: Bei länger bestehender Druckerhöhung ist das rechte Herz dilatiert, der rechte Ventrikel hypertrophiert.

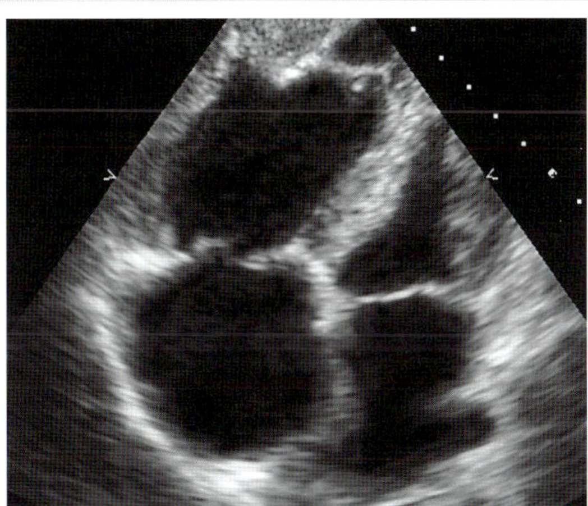

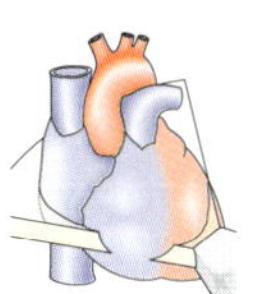

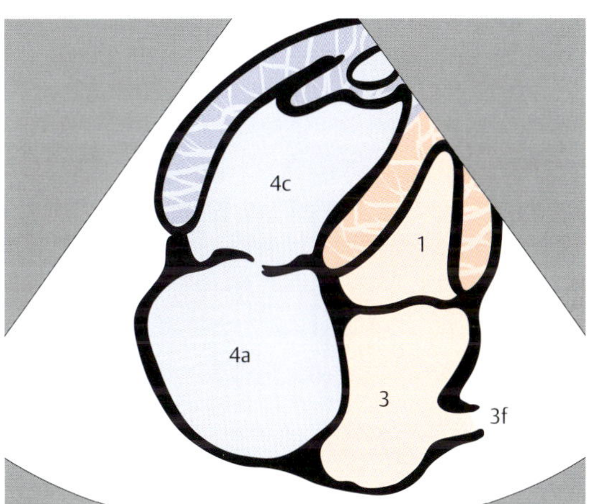

Abb. 15.6 Ausgeprägte rechtsventrikuläre Hypertrophie mit verstärkter Trabekularisierung der Ventrikelspitze.

15.2.1 Doppler

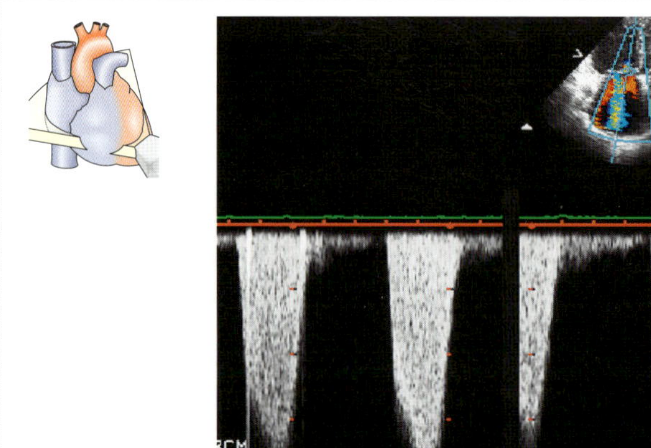

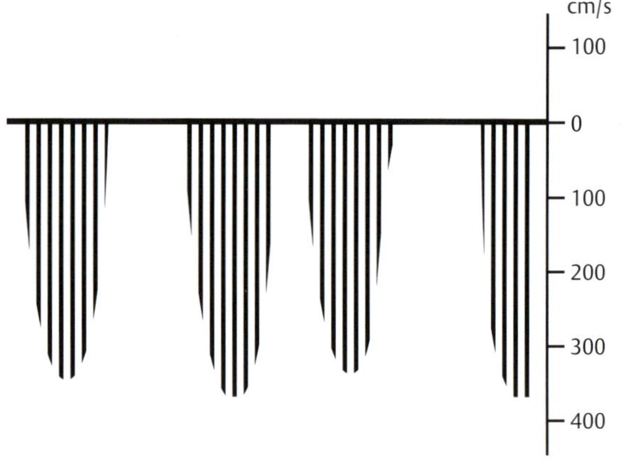

Abb. 15.7
Oben: Aufgrund der rechtskardialen Dilatation und Druckerhöhung ist meistens eine Trikuspidalinsuffizienz (s. Kap. 9.6) nachweisbar.
Unten: Die Maximalgeschwindigkeiten dienen zur Abschätzung des rechtskardialen Spitzendruckes.

15.2.2 Farbdoppler

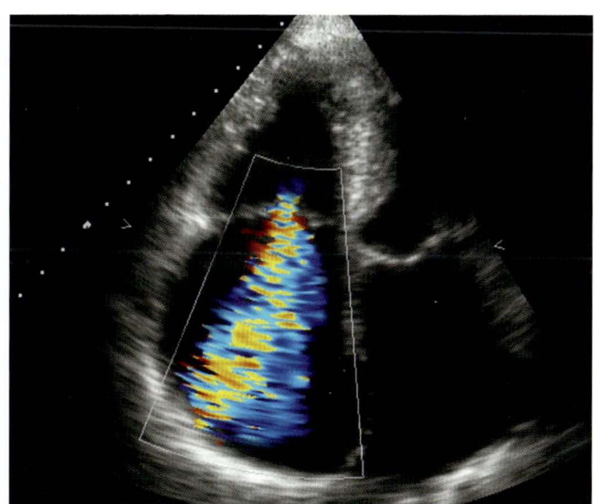

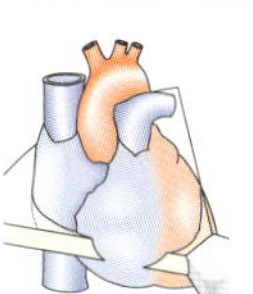

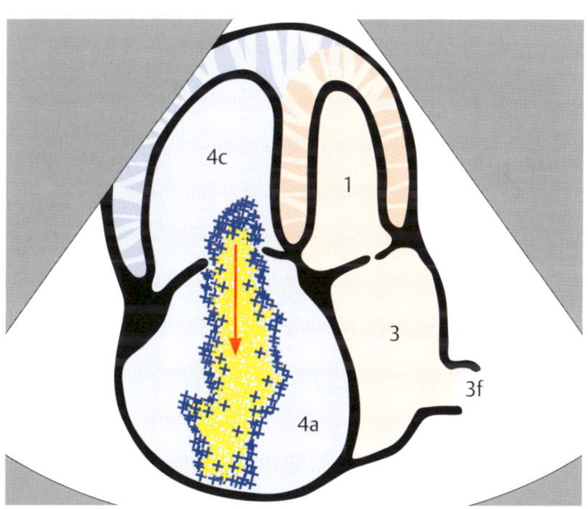

Abb. 15.8 Im Vierkammerblick lässt sich die begleitende Trikuspidalinsuffizienz (s. Kap. 9.6) nachweisen. Zur Verlaufsbeobachtung sollte das Ausmaß der Refluxwolke beschrieben werden.

16 Raumforderungen

16.1 Schrittmachersonde im rechten Vorhof

III

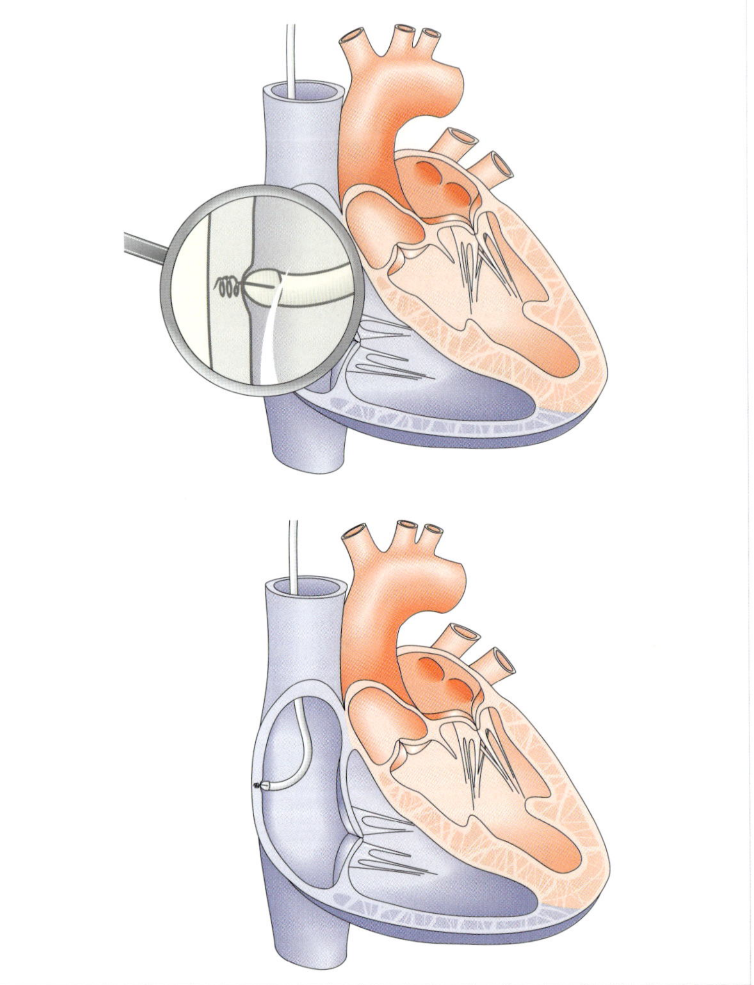

Abb. 16.1
Oben: AAI-Schrittmachersystem im rechten Vorhof.
Unten: Die Schrittmachersonde ist J-förmig an die rechtslaterale Vorhofwand gelegt.

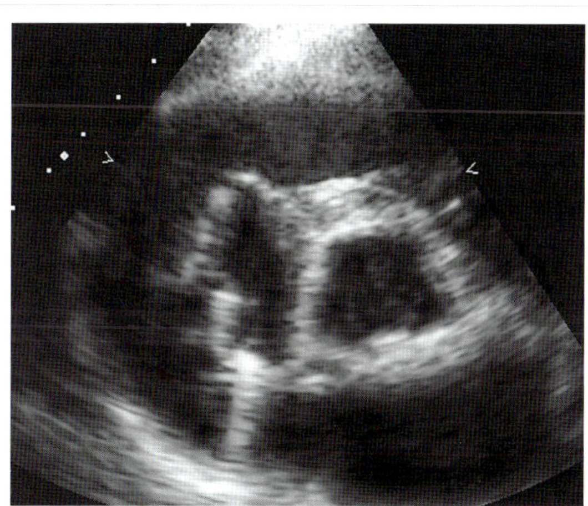

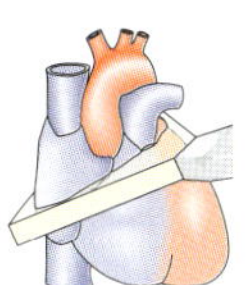

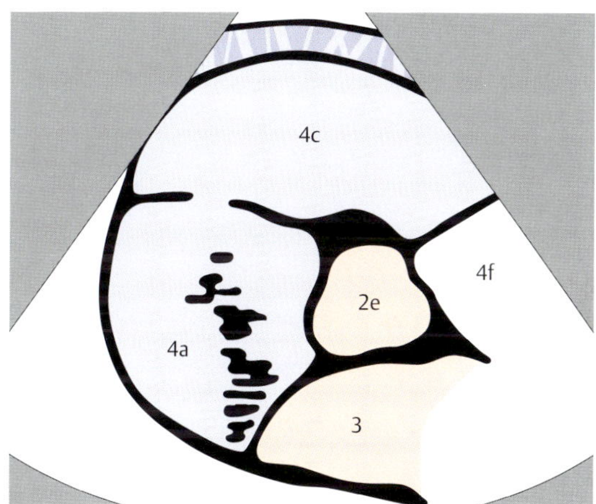

Abb. 16.2 Die metallenen Anteile der Schrittmachersonde erzeugen ausgeprägte Artefakte. Der Sondenverlauf lässt sich durch die Artefakte schwer darstellen.

III

16.2 Myxom im linken Vorhof

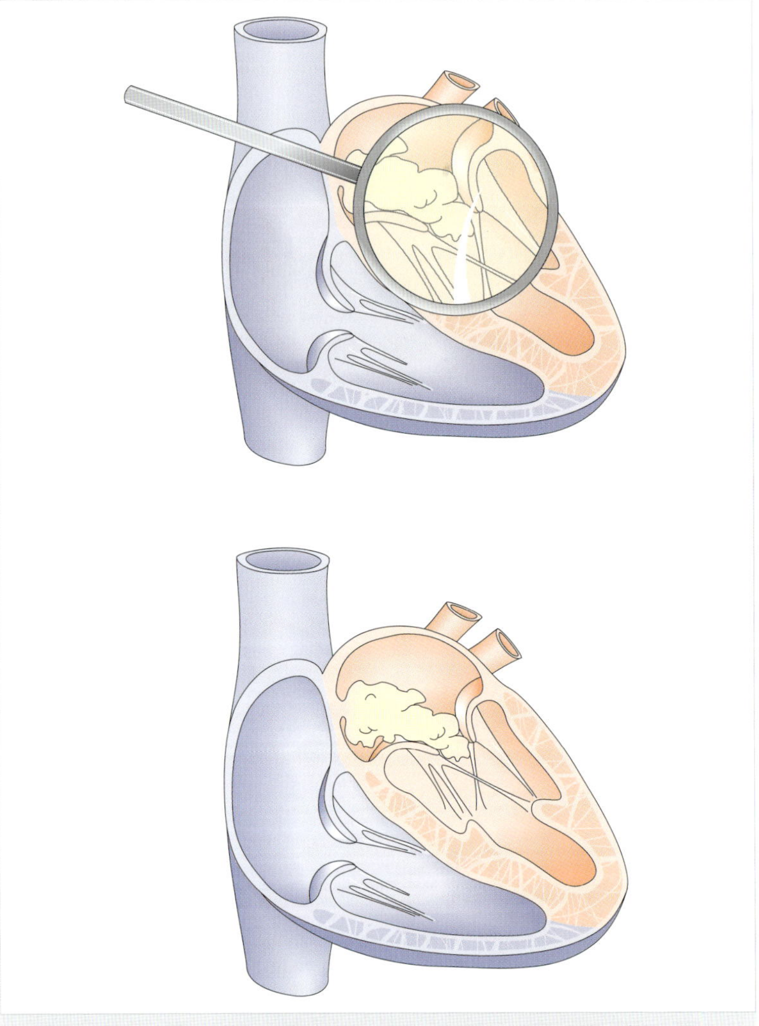

Abb. 16.3 Das Vorhofmyxom geht meist vom Septum aus und weist eine zottige Oberfläche auf.

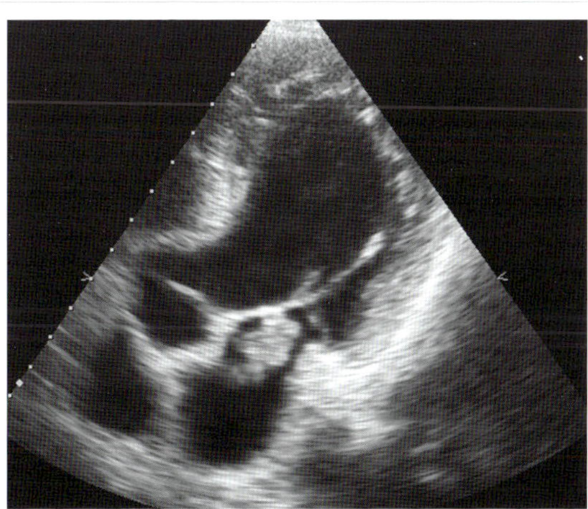

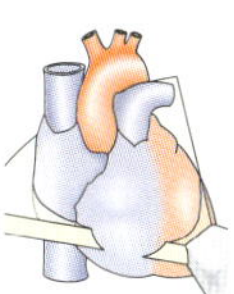

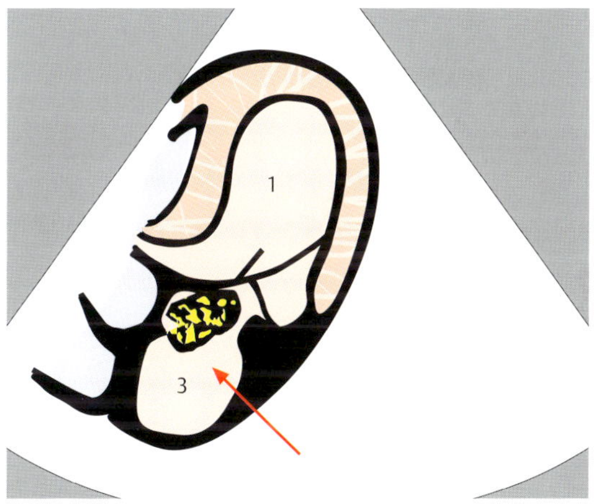

Abb. 16.4 Größere Myxome prolabieren diastolisch in die Mitralklappe. Sie können einerseits zur Einstrombehinderung in den linken Ventrikel, andererseits zur systemischen Embolisation führen.

16.3 Schrittmachersonde im rechten Ventrikel

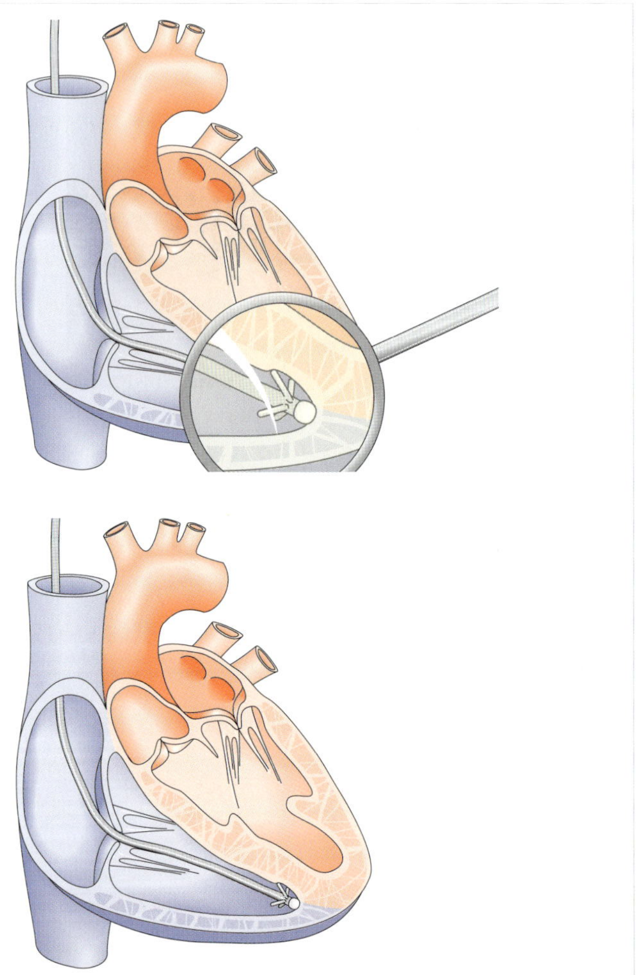

Abb. 16.5
Oben: Schrittmachersonden im rechten Ventrikel werden typischerweise in den Apex gelegt.
Unten: Die Stimulation im rechten Ventrikel führt zur linksschenkelblockartigen Deformation des Kammerkomplexes.

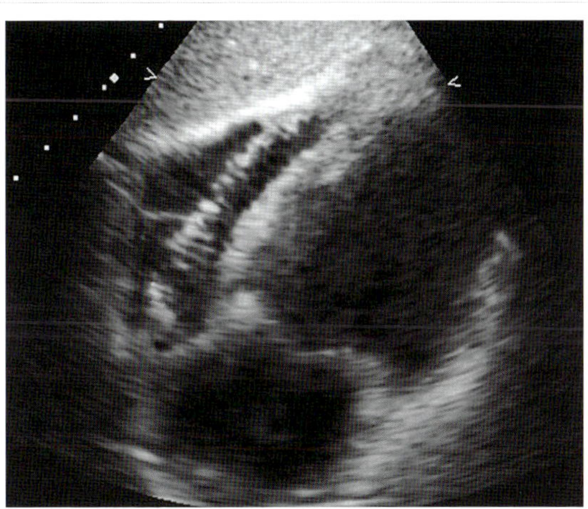

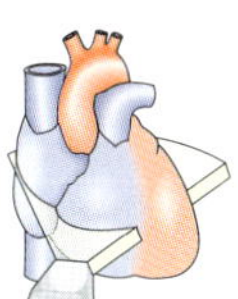

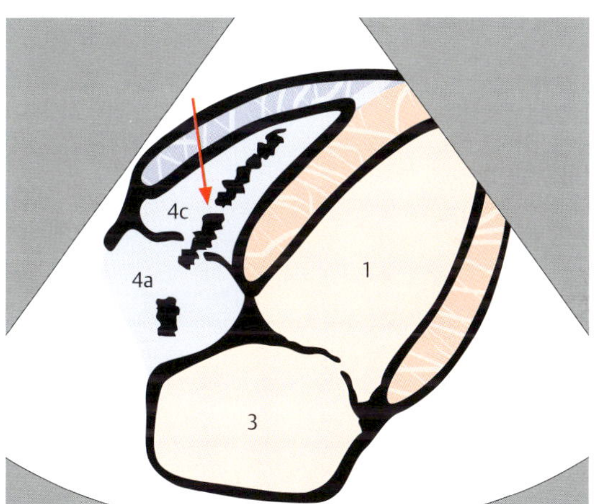

Abb. 16.6 Der gestreckte Verlauf lässt sich im subxiphoidalen Fenster gut darstellen. Die Sondenspitze ist kaum abgrenzbar.

16.4 Ventrikelaneurysma mit Thrombus

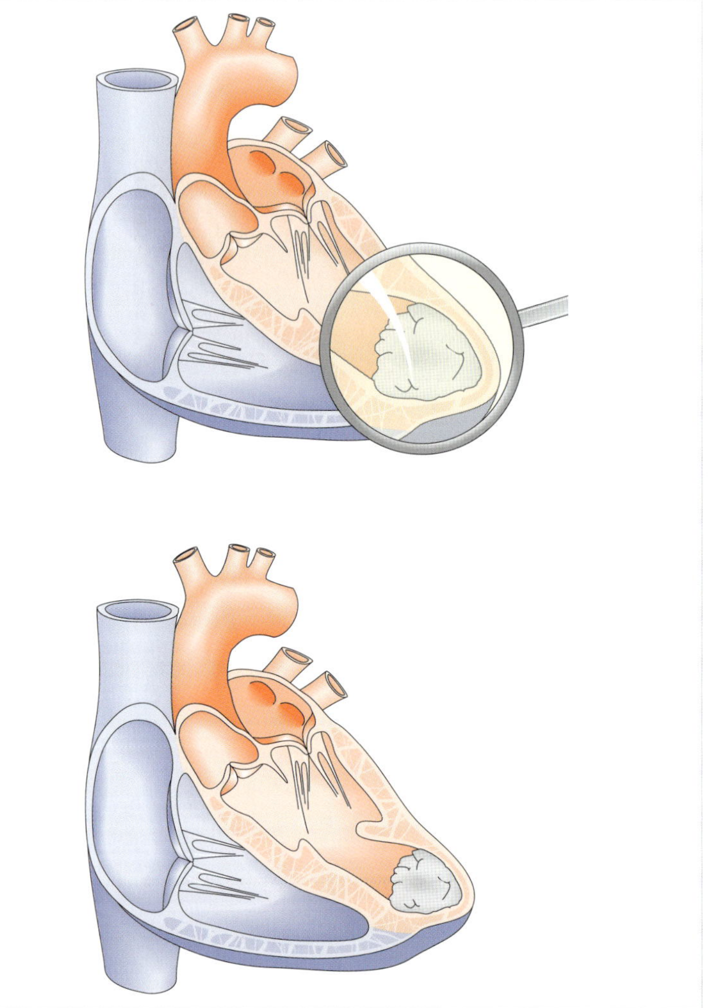

Abb. 16.7 In Vorderwandaneurysmen sind gelegentlich appositionelle Thromben nachweisbar, die Ausgangspunkt einer kardialen Embolie sein können.

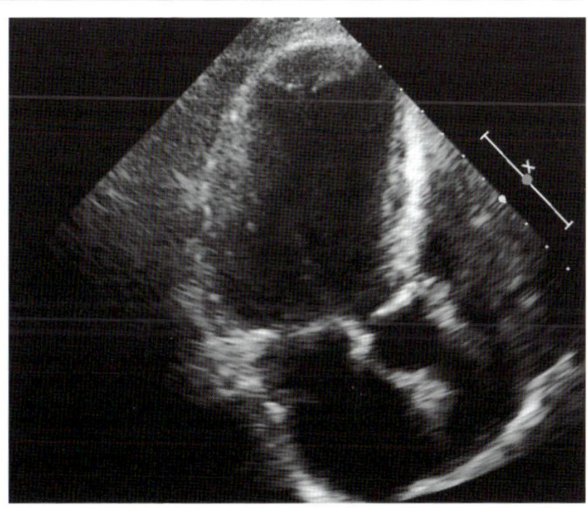

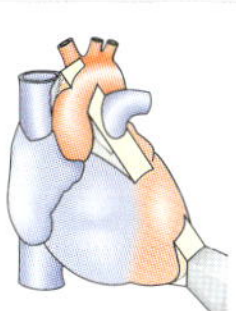

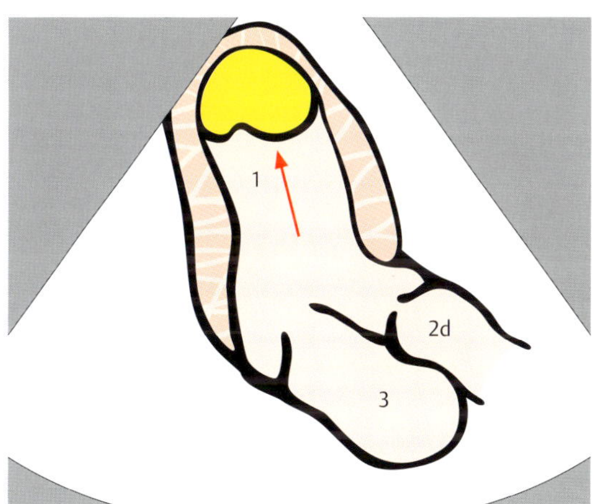

Abb. 16.8
Oben: In den apikalen Schnittebenen lässt sich die anenurysmatische Aussackung gut abgrenzen.
Unten: Der Thrombus sitzt breitbasig auf und zeigt ein homogenes Reflexmuster.

16.5 Ventrikeltumor

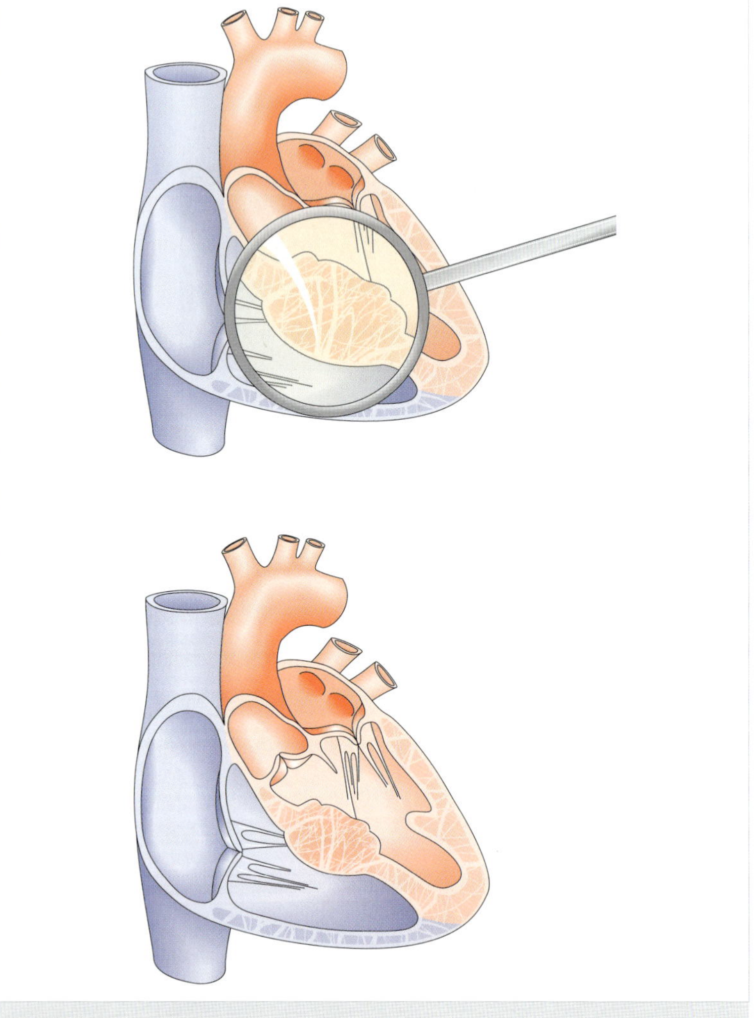

Abb. 16.9
Oben: Maligne primäre Tumoren im Ventrikel sind meist mesenchymaler Herkunft.
Unten: Am häufigsten handelt es sich um Angio- bzw. Rhabdomyosarkome.

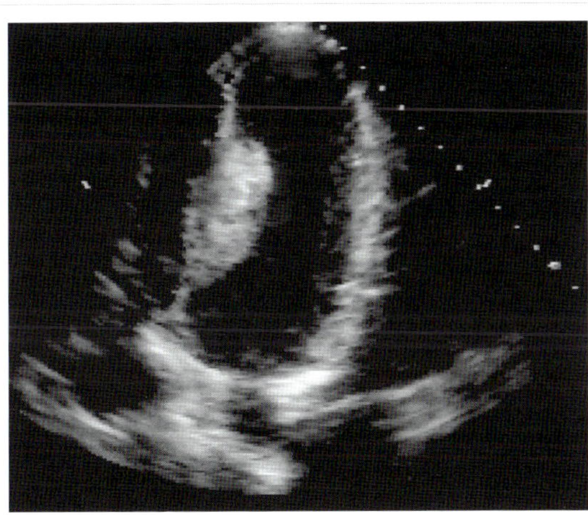

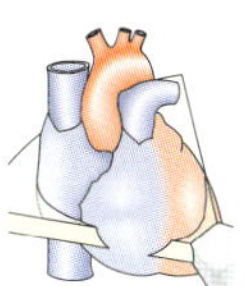

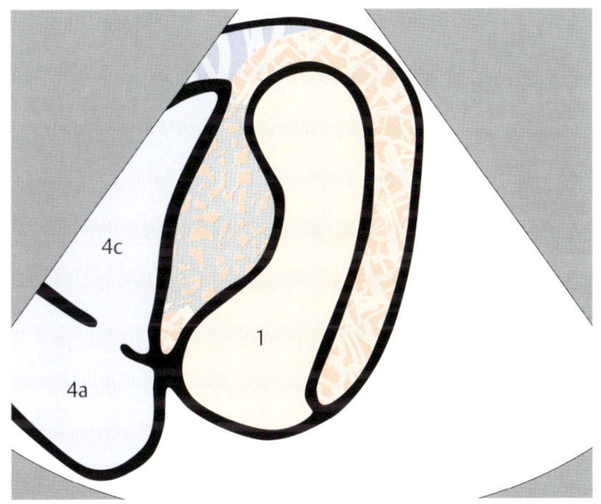

Abb. 16.10 Das Ventrikelseptum ist irregulär aufgetrieben und kann zur funktionell wirksamen intraventrikulären Obstruktion führen.

16.6 Ventrikelzyste

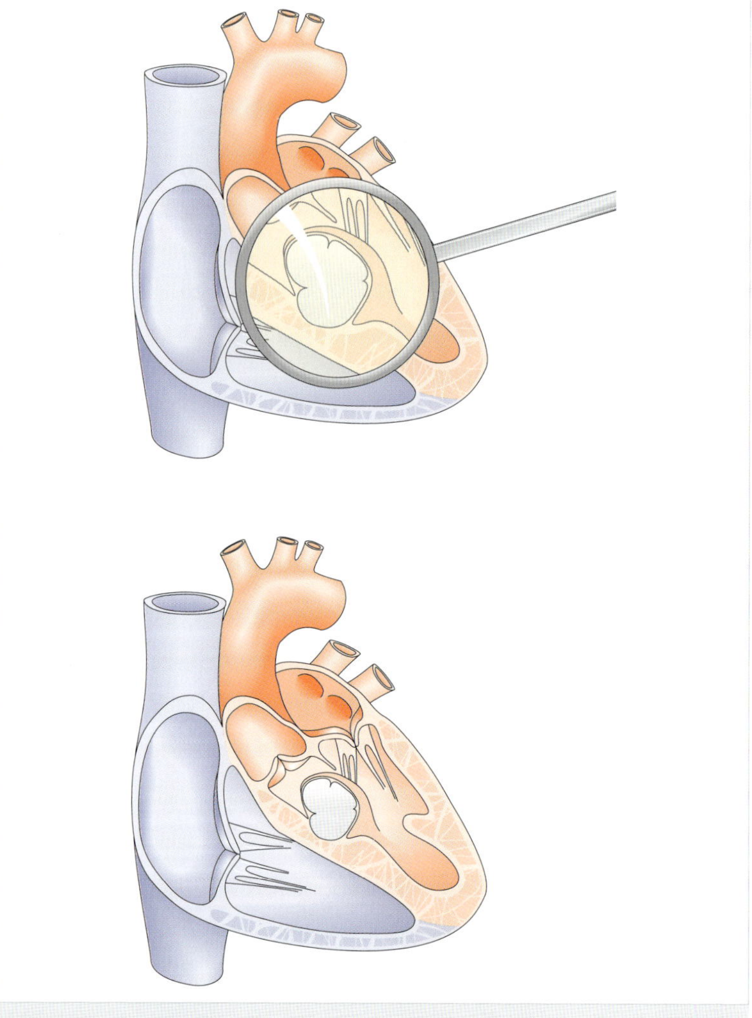

Abb. 16.11
Oben: Ventrikelzysten sind sehr selten.
Unten: Sie können zu ausgeprägten EKG-Veränderungen führen.

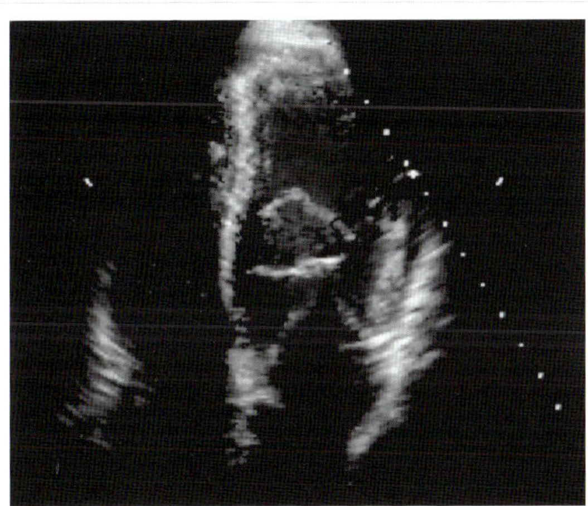

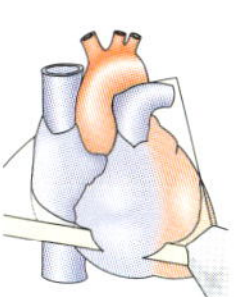

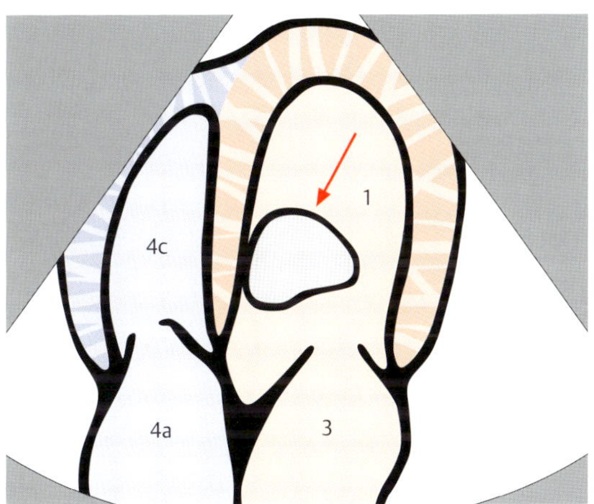

Abb. 16.12 Die Zystenwand lässt sich im apikalen Fenster gut abgrenzen. Im Farbdoppler sind keine Flüsse innerhalb der Zyste nachweisbar.

16.7 Aortendissektion

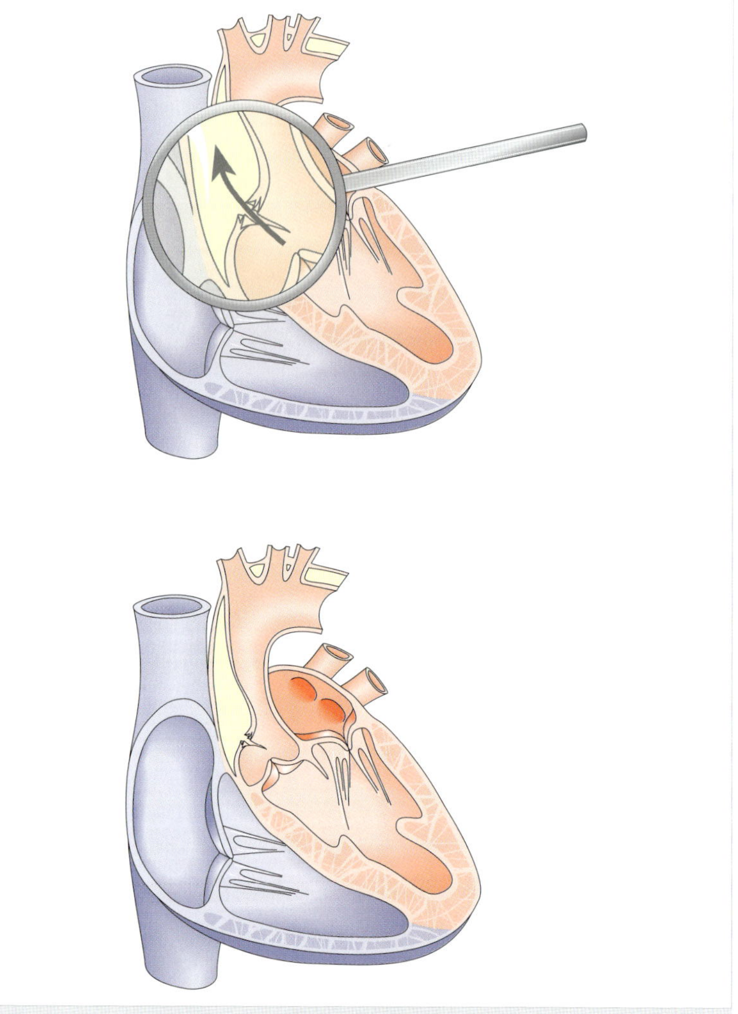

Abb. 16.13 Dissezierende Aortenaneurysmen entstehen durch Ablösung der Intima von der Media und können bis in die supraaortalen Äste bzw. die Bauchaorta reichen.

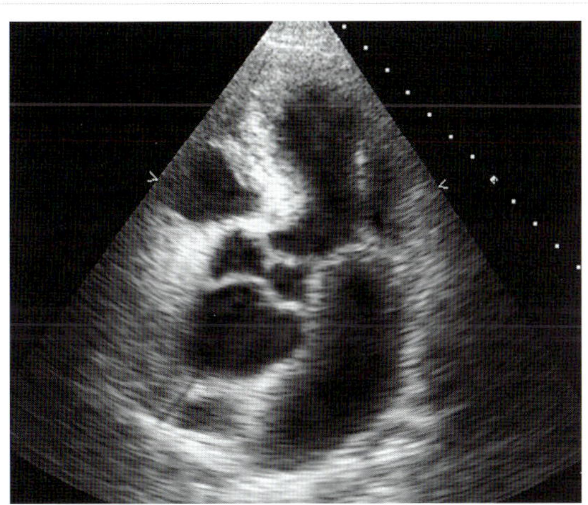

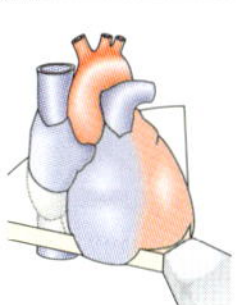

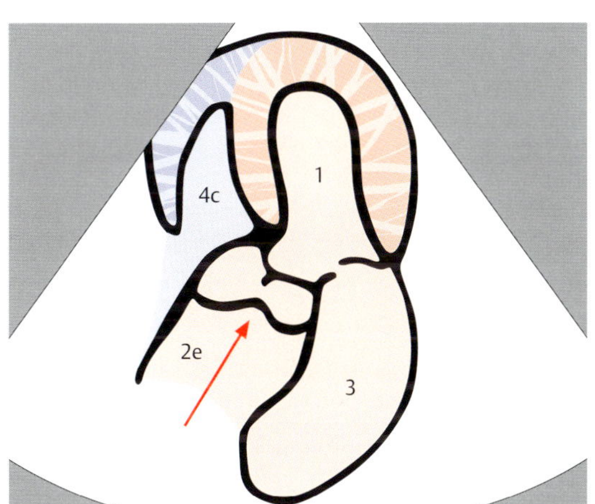

Abb. 16.14 Die abgelöste Intima zeigt sich durch eine echodichte, flottierende Membran unmittelbar oberhalb der Aortenklappe.